Nicola Büker

PSA-Dynamik

Nicola Büker

PSA-Dynamik

Evaluation zur Verfeinerung der Biopsieindikation beim Prostatakarzinom

Südwestdeutscher Verlag für Hochschulschriften

Impressum / Imprint
Bibliografische Information der Deutschen Nationalbibliothek: Die Deutsche Nationalbibliothek verzeichnet diese Publikation in der Deutschen Nationalbibliografie; detaillierte bibliografische Daten sind im Internet über http://dnb.d-nb.de abrufbar.
Alle in diesem Buch genannten Marken und Produktnamen unterliegen warenzeichen-, marken- oder patentrechtlichem Schutz bzw. sind Warenzeichen oder eingetragene Warenzeichen der jeweiligen Inhaber. Die Wiedergabe von Marken, Produktnamen, Gebrauchsnamen, Handelsnamen, Warenbezeichnungen u.s.w. in diesem Werk berechtigt auch ohne besondere Kennzeichnung nicht zu der Annahme, dass solche Namen im Sinne der Warenzeichen- und Markenschutzgesetzgebung als frei zu betrachten wären und daher von jedermann benutzt werden dürften.

Bibliographic information published by the Deutsche Nationalbibliothek: The Deutsche Nationalbibliothek lists this publication in the Deutsche Nationalbibliografie; detailed bibliographic data are available in the Internet at http://dnb.d-nb.de.
Any brand names and product names mentioned in this book are subject to trademark, brand or patent protection and are trademarks or registered trademarks of their respective holders. The use of brand names, product names, common names, trade names, product descriptions etc. even without a particular marking in this works is in no way to be construed to mean that such names may be regarded as unrestricted in respect of trademark and brand protection legislation and could thus be used by anyone.

Coverbild / Cover image: www.ingimage.com

Verlag / Publisher:
Südwestdeutscher Verlag für Hochschulschriften
ist ein Imprint der / is a trademark of
AV Akademikerverlag GmbH & Co. KG
Heinrich-Böcking-Str. 6-8, 66121 Saarbrücken, Deutschland / Germany
Email: info@svh-verlag.de

Herstellung: siehe letzte Seite /
Printed at: see last page
ISBN: 978-3-8381-3449-9

Zugl. / Approved by: Berlin, Charité, Diss., 2007

Copyright © 2012 AV Akademikerverlag GmbH & Co. KG
Alle Rechte vorbehalten. / All rights reserved. Saarbrücken 2012

Widmung

Für meinen Mann Marc und meine Töchter Luisa, Mia und Ella.

Inhaltsverzeichnis

1 EINLEITUNG UND ZIELSTELLUNG 7

2 AUSGANGSPUNKT DER VORLIEGENDEN DISSERTATIONSSCHRIFT 9
   2.1   Allgemeine Angaben zum PCa 9
   2.2   Die PCa-Diagnostik 10
       2.2.1   Die DRU 10
       2.2.2   Das PSA 10
       2.2.3   Das freie PSA und die %fPSA-Ratio 12
       2.2.4   Das Lebensalter 12
       2.2.5   Das Prostatavolumen 13
       2.2.6   Die Prostatadichte 13
       2.2.7   Artifizielle neuronale Netzwerke 14
       2.2.8   PSA-Isoformen und neue Serummarker sowie deren Einsatz in ANN 15
       2.2.9   Die PSA-Anstiegsgeschwindigkeit PSA-Velocity (PSAV) 17
   2.3   **Das Screeningdilemma** 18

3 MATERIAL UND METHODEN 20
   3.1   **Untersuchtes Patientenkollektiv** 20
   3.2   **PSA-Bestimmungen** 21
       3.2.1   tPSA 21
       3.2.2   fPSA 21
   3.3   **Klinische Untersuchungen** 22
       3.3.1   Prostatavolumenbestimmung 22
       3.3.2   Die DRU 22
   3.4   **Statistische Methoden** 22
   3.5   **Das ANN-Programm „ProstataClass"** 22
   3.6   **Graphische Darstellung der tPSA- und ANN-Wert-Verlaufskurven** 23
   3.7   **Berechnungen der PSAV** 23
       3.7.1   Die „PSAV-Gesamtzeit" 24
       3.7.2   Die „PSAV-12 Monate" 24

4 ERGEBNISSE 25
   4.1   **Klassifikation des Patientenkollektivs** 25
       4.1.1   Verschiedene tPSA-Bereiche 25
       4.1.2   Anzahl der tPSA-Messungen 27
       4.1.3   Beobachtungszeiträume 28
   4.2   **Klassifikation der tPSA- und ANN-Wert-Verlaufskurven** 29
       4.2.1   Die tPSA-Verlaufskurven 33
       4.2.2   Die ANN-Wert-Verlaufskurven 34
   4.3   **Berechnungen der PSAV** 35
       4.3.1   Die „PSAV-Gesamtzeit" 35
       4.3.2   Die „PSAV-12 Monate" 36
   4.4   **Bedingte Wahrscheinlichkeiten** 37

5 DISKUSSION 39
   5.1   **Die Variabilität der PSAV** 39
       5.1.1   Betrachtung der tPSA-Verläufe 39
       5.1.2   Bewertung der ANN-Wert-Verlaufskurven 41
       5.1.3   Berechnung der PSAV 43
   5.2   **Schlussfolgerung und Ausblick** 50

6 ZUSAMMENFASSUNG 52

7 LITERATURVERZEICHNIS 53

Abkürzungsverzeichnis

ACT-PSA	α1-Antichymotrypsin-PSA Komplex
AMG-PSA	α2-Makroglobulin-PSA Komplex
ANN	Artifizielles neuronales Netzwerk
API-PSA	α1-Proteaseinhibitor-PSA Komplex
BPH	benigne Prostatahyperplasie
bPSA	Subform des fPSA, („benignes" PSA); vermehrt nachgewiesen in der Übergangszone der Prostata bei benigner Prostatahyperplasie
bzw.	beziehungsweise
ca.	zirka
cPSA	komplexiertes (complexed) PSA
Da	Dalton
d.h.	das heißt
DRU	digitale rektale Untersuchung
FDA	Food and drug Administration
fPSA	freies ungebundenes PSA
fPSAi	Subform des fPSA, enzymatisch inaktives fPSA
%fPSA	prozentuales freies PSA oder fPSA/tPSA (Ratio)
KLK11	humanes Kallikrein 11
KLK2	humanes glanduläres Kallikrein 2
MIC-1	Makrophagen Inhibitor Cytokin-1
MIF	Makrophagen Migrationsinhibitor Faktor
IGF-1	Insulin-like-growth-factor 1
IGF-BP3	Insulin-like-growth-factor binding protein-3
o.g.	oben genannt
p-Wert	Signifikanzwert
PCa	Prostatakarzinom
PCR	Polymerase Chain Reaction (Polymerase Kettenreaktion)
proPSA	aus 244 Aminosäuren bestehende Vorstufe des enzymatisch aktiven PSA
PSA	prostataspezifisches Antigen
PSADT	PSA-Doubling Time (PSA-Verdopplungszeit)
PSAV	PSA-Velocity (PSA-Anstiegsgeschwindigkeit)
tPSA	totales (gesamtes) prostataspezifisches Antigen
TRUS	transrektaler Ultraschall
z.T.	zum Teil
z.B.	zum Beispiel

1 Einleitung und Zielstellung

Das Prostatakarzinom (PCa) ist in der westlichen Welt die häufigste maligne Krebserkrankung beim Mann. In den USA werden 2007 für das PCa ca. 219.000 Neuerkrankungen und über 27.000 Todesfälle prognostiziert (1). Die Prognose ist vor allem abhängig von der Ausdehnung und Aggressivität des Tumors bei Diagnosestellung. Daher ist die Früherkennung asymptomatischer Verläufe bei Männern mit lokal begrenztem, aber aggressivem Karzinom besonders wichtig.

Seit Beginn der Durchführung von Screeninguntersuchungen Anfang der 90er Jahre hat die Inzidenz des PCa dramatisch zugenommen. Derzeit werden die etablierten Screeningmethoden kontrovers diskutiert. Eine Senkung der PCa-bedingten Mortalität wurde zwar in regionalen Screeningpopulationen nachgewiesen (2-5). Die Ergebnisse anderer Studien erbringen bislang jedoch keinen Nachweis einer Reduktion der PCa-spezifischen Mortalität durch Screeninguntersuchungen (6-8).

In der vorliegenden Arbeit werden zunächst die vorhandenen Screeningmethoden des PCa vorgestellt. Hierzu gehören in erster Linie das prostataspezifische Antigen (PSA) als Serummarker unter Berücksichtigung spezifischer Referenzwerte für das Alter und Rassenzugehörigkeit und die digitale rektale Untersuchung (DRU). Die Genauigkeit des PSA-Wertes kann verbessert werden durch die zusätzliche Anwendung der Prostatadichte und des Quotienten zwischen freiem und Gesamt-PSA. Hinzu kommen der transrektale Ultraschall (TRUS), neue PSA-Isoformen und weitere Serummarker.

Die Dynamik des PSA-Wertes, d.h. die Veränderung des PSA-Wertes eines Patienten im Verlauf der Zeit, kann als PSA-Anstiegsgeschwindigkeit (PSA-Velocity oder PSAV) oder auch als PSA-Verdopplungszeit (PSA-Doubling-Time oder PSADT) angegeben werden. Die PSA-Dynamik hat bislang als diagnostischer Marker keinen breiten Einsatz gefunden, da sie noch nicht eindeutig genug untersucht wurde. Wie in dieser Arbeit noch auszuführen sein wird, zeigten einige Studien eine signifikant höhere prätherapeutische PSAV beim PCa als bei gesunden Vergleichspersonen. Andere Arbeiten wiesen hingegen starke physiologische Schwankungen nach, welche die PSA-Dynamik als diagnostischen Marker einschränken.

Die vorliegende Arbeit untersucht die Anwendbarkeit der PSAV als diagnostischen Parameter für das PCa. Hierbei wird auch berücksichtigt, ob sie als zusätzliche

Eingangsgröße in bereits bestehende artifizielle neuronale Netzwerke wie das Computerprogramm „ProstataClass" (9) einbezogen werden kann.

Die Zielstellung ist, einen Fortschritt in der Zuverlässigkeit bei der Detektion des PCa oder bei der Differenzierung gegenüber gutartigen Prostataerkrankungen zu erreichen. Dieses könnte dann eine Minderung der Überdiagnostik bewirken, welches ein wesentlicher Kritikpunkt des PSA-Screenings ist.

2 Ausgangspunkt der vorliegenden Dissertationsschrift

2.1 Allgemeine Angaben zum PCa

Das PCa ist der häufigste maligne Tumor beim Mann in den westlichen Industriestaaten. In der Todesursachenstatistik durch Neoplasien steht es mit 10% an dritter Stelle – nach dem Bronchial- und Kolonkarzinom (1). Die Inzidenz ist stark altersabhängig. Betroffen sind bevorzugt Männer zwischen dem 50. und 70. Lebensjahr. Im Obduktionsgut wird bei ca. 30-60% aller Männer dieser Altersklasse ein PCa nachgewiesen (10;11). Da immer mehr Männer ein hohes Alter erreichen, nimmt die Anzahl der Prostatakrebserkrankungen stetig zu. Aber auch der Einsatz neuer Testmethoden in den letzten Jahren erhöht die Anzahl der Krebserkrankten deutlich, da viele der kleinen, langsam wachsenden Tumoren entdeckt werden, welche früher nicht aufgefallen wären.

Histopathologisch weist das PCa ein Spektrum zwischen gut differenzierten Tumoren mit langsamer Wachstumsgeschwindigkeit und damit eher geringer klinischer Relevanz, bis hin zu aggressiven Karzinomen mit invasivem und metastatischem Wachstumsmuster auf. Eine Metastasierung erfolgt lymphogen in obturatorische, iliakale, retroperitoneale und paraaortale Lymphknoten; hämatogen v.a. in Skelett, Leber und Lunge.

Bedingt durch die bevorzugte Lokalisation in der Außendrüse macht sich das PCa klinisch erst sehr spät bemerkbar bzw. bleibt lange ohne jegliche Symptome. Selten treten Symptome auf wie Inkontinenz, Nykturie oder Harnverhalt. Diese sind wesentlich häufiger durch eine benigne Prostatahyperplasie (BPH) bedingt. Auch neu aufgetretene erektile Dysfunktionen, Hämaturie und Hämatospermie sollten differentialdiagnostisch an ein PCa denken lassen. Ein kleiner Anteil der Patienten präsentiert primär Symptome durch Fernmetastasen (Knochenschmerzen, Spinalwurzelkompression).

Die lebenslange Wahrscheinlichkeit eines US-Amerikaners an einem PCa zu erkranken beträgt 18%. Das Risiko daran zu versterben, beträgt hingegen nur 3% (1;12). Viele PCa werden klinisch nicht relevant, wie Autopsiestudien zeigten (10). Meist wächst der Tumor so langsam, dass die Männer eher an anderen Ursachen versterben, als am Karzinom selbst. Die Prognose des PCa ist insbesondere abhängig von der Ausbreitung des Tumors bei der Diagnosestellung. Die 10 Jahres-Überlebensrate von Männern mit lokalisiertem PCa beträgt 75%, verglichen mit 55% bei lokal fortgeschrittenem und 15% bei metastasiertem Tumorleiden (13).

Die Therapie erfolgt je nach histologischer Differenzierung und klinischem Stadium. Eine frühzeitige Diagnosestellung ist von hoher Bedeutung, da eine Therapie mit kurativer Zielsetzung in fast allen Fällen nur bei lokal begrenztem PCa möglich ist - mittels radikaler Prostatektomie oder Strahlentherapie. Sobald ein Tumor die Prostatakapsel durchbrochen hat, gilt er, trotz Ausnahmen, in der Regel als nicht mehr heilbar.

2.2 Die PCa-Diagnostik

2.2.1 *Die DRU*

Zur Früherkennung wird im Rahmen der Krebsvorsorge ab einem Alter von 50 Jahren eine jährliche DRU empfohlen (nicht bei Männern mit einer die Lebenserwartung auf weniger als zehn Jahre limitierenden Komorbidität) (14;15). Im Gegensatz zur BPH, bei der sich die Drüse prall elastisch tastet, ist eine Verhärtung und unregelmäßige, höckerige Oberfläche der Prostata suspekt auf ein PCa. Jedoch ist das Palpationsverfahren schwer zu standardisieren und etwa 70% der so entdeckten Fälle sind schon fortgeschritten und damit einer kurativen Therapie kaum noch zugänglich.

2.2.2 *Das PSA*

Die wichtigste Kenngröße zur Detektion eines PCa ist das PSA, welches seit den 70er Jahren unter anderen Namen bekannt war (16-22) und 1979 erstmals von Wang et al. (21) als „prostataspezifisch" beschrieben wurde. Die Verdachtsdiagnose wird heutzutage meist aufgrund eines erhöhten PSA-Wertes gestellt (23;24), aber auch gutartige Erkrankungen sowie Manipulationen der Prostata können PSA-Erhöhungen hervorrufen (25).

Das PSA ist ein Glykoprotein, welches in den Prostataepithelzellen synthetisiert (26) und per Exocytose in das Drüsenlumen und dann in das Seminalplasma abgegeben wird. Dort ist es durch Proteolyse der gelbildenden Proteine Fibronektin und Semenogelin I und II verantwortlich für die Verflüssigung des Samens nach der Ejakulation (27). Das PSA gelangt nur zu einem sehr geringen Anteil in den Systemkreislauf. Die Konzentration im Seminalplasma beträgt 0,5-2 g/l und ist ca. eine Million mal höher als die Serumkonzentration, welche in der Regel weniger als 4 µg/l beträgt (20;28).

Die endgültige Diagnosestellung eines PCa kann nur histologisch erfolgen, anhand einer bioptisch gewonnenen Prostatagewebeprobe (12;29). Mit steigendem PSA-Wert erhöht sich die Wahrscheinlichkeit, bioptisch ein PCa zu detektieren. Der Tumor bedingt eine

Störung der „Prostata-Blut-Schranke" und ein aktives Sezernieren des PSA in das Interstitium. Die PSA-Serumkonzentration von Krebskranken ist daher um ein Vielfaches höher als bei gesunden Patienten (30). Doch auch hyperplastische, nicht-kanzerogene Zellen sezernieren vermehrt PSA in den Blutkreislauf. Obwohl beim PCa zehnfach höhere Werte pro Gewichtseinheit an Prostatagewebe im Serum vorliegen (31;32), bleibt die sichere Interpretation erhöhter Werte erschwert. Dieses ist durch den unterschiedlichen Gehalt an hyperplastischem Drüsengewebe in der Prostata (33) und durch individuelle Variationen des Epithel-zu-Stroma Verhältnisses (34) bedingt.

Bei einem PSA >10 µg/l liegt die Wahrscheinlichkeit für das Vorliegen eines PCa bei über 50%.(35) Viele dieser Männer weisen jedoch schon ein T3-Stadium auf, d.h. ein Stadium, in welchem der Tumor nicht mehr auf die Prostata begrenzt ist. Mehrere Studien zeigten, dass bei der Diagnosestellung eines PCa mit einem PSA-Wert von >10 µg/l die Wahrscheinlichkeit für extraprostatische Manifestationen um das 24- bis 50-fache erhöht ist (23;36;37).

Der signifikante Überlappungsbereich der PSA-Serum-Konzentration bei karzinomatösen und benignen Prostataerkrankungen liegt im Bereich zwischen 4–10 µg/l. Eine Erweiterung dieser „Grauzone" auf PSA-Werte von 2-10 µg/l wird derzeit diskutiert. Generell wird bisher bei einem PSA >4 µg/l eine Prostatabiopsie empfohlen, unabhängig vom DRU-Befund. Es wird dabei jedoch eine geringere Spezifität in Kauf genommen (d.h. die falsch positive Rate ist höher als bei einem Serum-PSA >10 µg/l). Der positiv-prädiktive Wert, ein PCa bei einem Serum-PSA-Wert zwischen 4-10 µg/l zu detektieren, liegt bei ca. 20% (36). Demnach wird bei alleiniger Beurteilung des PSA-Wertes bei ca. vier von fünf Männern die Prostatastanzbiopsie unnötig durchgeführt.

Darüber hinaus haben ca. 20% der Patienten mit einem histologisch gesicherten PCa zum Zeitpunkt der Diagnosestellung einen unauffälligen PSA-Wert von <4 µg/l, sind also falsch negativ (23;28). Studienergebnisse zeigen, dass in den niedrigen PSA-Bereichen zwischen 2-3 und 3-4 µg/l die Prävalenz des PCa mit 24 und 27% fast der Neuentdeckungsrate im PSA-Bereich zwischen 4-10 µg/l entspricht (38). Es gibt also keine eindeutige Schwelle zwischen pathologischem und physiologischem PSA-Wert. Selbst ein PSA-Grenzwert von 1,1 µg/l würde 17% der Prostatakarzinome (mit einem fünfprozentigen Anteil von undifferenzierten, aggressiven Karzinomen) nicht aufdecken (39).

Die Treffsicherheit des PSA-Wertes wird unterstützt durch die zusätzliche Anwendung verschiedener diagnostischer Methoden und Marker. Etabliert sind die Messung des freien PSA und der PSA-Dichte unter Anwendung von Referenzwerten bezogen auf das Alter. Weitere Strategien beinhalten bildgebende Verfahren wie den TRUS zur Feststellung tumorsuspekter Läsionen und des Prostatavolumens. Gegenstand der aktuellen Forschung sind neue Serummarker und die PSAV. In den folgenden Abschnitten sollen diese diagnostischen Verfahren kurz dargestellt werden.

2.2.3 Das freie PSA und die %fPSA-Ratio

Das PSA zirkuliert im Serum entweder als freies, ungebundenes Molekül (fPSA) oder es ist größtenteils an Serumproteine wie α1-Antichymotrypsin (ACT) oder α2-Makroglobulin (A2M) gebunden (40-42). Den größeren Anteil bildet das an ACT gebundene PSA (ACT-PSA). Nur ca. 10-30% des Gesamt-PSA (totales PSA, tPSA) liegt in freier, ungebundener Form vor (41;42). Dieser Anteil ist bei der BPH relativ höher und beim PCa relativ geringer (40-46). Die molekularen Grundlagen für die quantitativen Unterschiede des fPSA bei benignen und malignen Prostataerkrankungen konnten bislang trotz verschiedener Erklärungsansätze noch nicht ganz offengelegt werden, obwohl viele Ursachen diskutiert werden (44;47).

Seit Mitte der 90er Jahre wird zur Verbesserung der Testspezifität das prozentuale freie PSA (%fPSA), d.h. der zum Gesamt-PSA gebildete Quotient (f/tPSA oder fPSA-Ratio) in der klinischen Routine angewandt (48-54).
Je niedriger das %fPSA, desto höher ist die Wahrscheinlichkeit an einem PCa erkrankt zu sein. Durch den Einsatz des %fPSA als diagnostisches Kriterium konnte im tPSA-Bereich zwischen 4 und 10 µg/l die diagnostische Spezifität um etwa 20-25% verbessert werden, verglichen mit der alleinigen tPSA-Messung (50;55;56). Mit Einschränkungen gilt dies auch für den niedrigeren tPSA-Bereich von <4 µg/l (49;57-59).

2.2.4 Das Lebensalter

Untersuchungen über das Lebensalter als Einflussfaktor auf den PSA-Wert zeigen, dass mit zunehmendem Alter die tPSA-Werte ansteigen (60). Hyperplastische Prostataepithelzellen bilden aufgrund der größeren Gewebemasse mehr PSA. Die erhöhte Prävalenz der BPH im Alter ist demnach Hauptursache der höheren PSA-Werte (61). Oesterling et al. (60) fanden eine positive Korrelation zwischen Alter und Serum-PSA-Wert und postulierten die Verwendung altersspezifischer Referenzgrenzen. Dieses geht jedoch zu Lasten einer geringeren Spezifität bei jüngeren Männern bei sinkender Sensitivität im Alter. In multivariaten Auswertemodellen erfolgt die Einbeziehung des Alters zur Risikoabschätzung der Erkrankung an einem Prostatakarzinom (62).

2.2.5 Das Prostatavolumen

Mit erhöhter Prävalenz der BPH im Alter steigt neben den PSA-Werten auch das Prostatavolumen. Neben der bekannten positiven Korrelation des tPSA zum Volumen, v.a. bei BPH-Patienten, besteht bei PCa-Patienten eher eine positive Korrelation zwischen %fPSA und Prostatavolumen (63). Stamey et al. (64) postulierten sogar, dass jeglicher Anstieg des PSA im Bereich 2-9 µg/l allein durch benigne, hyperplastische Veränderungen bedingt sei, welches allerdings sehr kontrovers diskutiert wird.

Bei Patienten mit bekanntem PCa und einer großen Drüse findet man einen erhöhten Anteil an benignem, hyperplastischem Gewebe. In Relation dazu verringert sich der Einfluss des Karzinoms auf die PSA-Subformen im Serum. Die Bestimmung des fPSA zur Differenzierung zwischen gut- und bösartig bietet sich daher insbesondere bei Patienten mit einer kleineren Prostatadrüse an, da sich bei ihnen so ein PCa besser detektieren lässt. Die diagnostische Effizienz des %fPSA ist nur bis zu einer Prostatagröße von 40 cm^3 besser als die des tPSA-Wertes. Bei Prostatadrüsen, die sonographisch größer als 40 cm^3 sind (54;65), insbesondere bei Volumina >60 cm^3, hat das %fPSA keine ausreichende diagnostische Relevanz mehr zur Unterscheidung zwischen PCa und BPH (66).

Zu berücksichtigen ist allerdings die geringe Präzision und Reproduzierbarkeit der Volumenbestimmung, da die Messgenauigkeit des TRUS stark vom Untersucher abhängt. Es entstehen bereits Fehlberechnungen der Prostatagröße um bis zu 50% bei Messunterschieden im Millimeterbereich (67).

2.2.6 Die Prostatadichte

Basierend auf der Erkenntnis, dass PCa-Gewebe aufgrund der beschriebenen gestörten Sekretionsmechanismen mit zerstörter Basalmembran trotz intrazellulär geringerer PSA-Produktion etwa zehnmal mehr PSA pro Gramm Prostatagewebe generiert als hyperplastisches Prostatagewebe (30;31;33), wurde als weitere Kenngröße zur Früherkennung des PCa die Prostatadichte, bzw. der Prostatavolumenquotient, eingeführt. Der Quotient aus PSA und Prostatavolumen beschreibt, wieviel PSA im Serum pro Einheit Prostatavolumen vorliegt.

Genau wie das %fPSA hat auch die Prostatadichte im PSA-Bereich zwischen 4-10 µg/l einen diagnostischen Vorteil gegenüber dem tPSA zur Unterscheidung zwischen malignen und benignen Prostataerkrankungen (68). Es zeigt sich allerdings kein signifikanter diagnostischer Vorteil durch die Prostatadichte im Vergleich zum %fPSA (69-73), so dass dieses Verfahren nicht ersetzt, sondern bestenfalls ergänzt werden kann. Es würden bei alleiniger Anwendung des Prostatavolumenquotient-Grenzwertes von 0,15 µg/l/cm^3 im PSA-Bereich von 4-10 µg/l annähernd 50% der PCa nicht detektiert werden (74). Im tPSA-Bereich von 2-4 µg/l zeigte sich in einer Studie mit 1.809 Männern hingegen, dass der PSA-Prostatavolumenquotient besser zwischen einer benignen und malignen Prostataerkrankung unterscheidet als das %fPSA (75). Die zusätzliche Anwendung der Prostatadichte wird, nach den Ergebnissen dieser Studie, insbesondere für Patienten mit tPSA-Werten <4 µg/l als zusätzliches Selektionskriterium empfohlen. Zum Erreichen einer 95%-Sensitivität werden dabei unterschiedliche Grenzwerte in Abhängigkeit vom tPSA-Wert empfohlen (75).

Auch bei dieser Methode gilt als einschränkender Faktor die Messungenauigkeit des TRUS. Hinzu kommt das individuell variierende Verhältnis von Prostataepithel- und Stromagewebe. PSA wird nur durch das Epithel produziert. Somit korreliert das errechnete Prostatavolumen nicht immer mit den Serumwerten. Kleine Karzinome in großen, hyperplastischen Drüsen werden durch die Berechnung der Prostatadichte nicht erkannt.

Das bei der BPH zu erhöhten PSA-Werten führende hyperplastische Prostatagewebe ist fast vollständig in der Transitions- oder Übergangszone der Prostata lokalisiert, selten peripher oder zentral. Ein weiterer Ansatz zur Verbesserung der Biopsie-Selektionskriterien ist es daher, die Prostatadichte der prostatischen Transitionszone zu messen (76;77). Allerdings ergeben sich in Ermangelung einer exakten sonographischen Messmethode erhebliche Probleme bei der Durchführbarkeit, so dass die Anwendung dieses Volumenquotienten kontrovers gesehen wird.

2.2.7 Artifizielle neuronale Netzwerke

Basierend auf multivariaten Auswertemodellen wurden Computersysteme entwickelt, welche unter Einbeziehung der Variablen tPSA, %fPSA, Lebensalter, Prostatavolumen und DRU-Befund die Wahrscheinlichkeit für das Vorliegen eines PCa berechnen. Durch die rapide Weiterentwicklung der Computertechnik können seit Mitte der 90er Jahre zunehmend artifizielle neuronale Netzwerke (ANN) zur Prädiktion eines PCa angewandt werden (9;78-82). Im Vergleich mit den Einzelvariablen zeigen ANN eine verbesserte Spezifität in der Testvalidität (9).

Die Klinik für Urologie der Charité in Berlin Campus Mitte entwickelte 2002 in Kooperation mit dem Institut für Medizinische Biometrie der Charité Campus Mitte das Computerprogramm „ProstataClass" (9). Es stellt ein ANN dar, welches auf der Grundlage der fünf Eingangsvariablen tPSA, %fPSA, Lebensalter, Prostatavolumen und DRU-Befund die Wahrscheinlichkeit für das Vorliegen eines PCa berechnet und somit eine Entscheidungshilfe bei der Indikationsstellung einer Prostatastanzbiopsie bietet (9). Dieses Programm ist seit 2003 auf der Webseite der Klinik für Urologie der Charité (www.charite.de/ch/uro) frei verfügbar. Eine multizentrische Studie mit insgesamt 1.188 Patienten zeigte, dass sich durch Anwendung dieses Systems etwa 20-30% unnötig durchgeführte Biopsien vermeiden lassen (81).

2.2.8 PSA-Isoformen und neue Serummarker sowie deren Einsatz in ANN

Einen weiteren vielversprechenden Ansatz zur Spezifitätsverbesserung der Unterscheidung zwischen einem PCa und einer BPH bietet die Bestimmung von Isoformen des PSA im Serum. Seit den 90er Jahren wurden neben dem fPSA und ACT-PSA auch mehrere molekulare Subformen des fPSA und weitere gebundene PSA-Formen entdeckt bzw. erstmals quantitativ nachgewiesen. Dazu gehören das „benigne" PSA (bPSA), eine Subform des fPSA (83); das proPSA, welches eine aus 244 Aminosäuren bestehende Vorstufe des enzymatisch aktiven PSA ist (84); das enzymatisch inaktive fPSA (fPSAi) (85); das an α1-Proteaseinhibitor gebundene PSA (API-PSA), das komplexierte PSA (cPSA), welches die Summe des ACT-PSA und API-PSA darstellt und das A2M-PSA, welches nur durch ein technisch aufwendiges Verfahren (Immunoabsorption und Denaturierung) messbar ist (86-91). Dabei erwies sich das bPSA nur nützlich als Marker für die BPH, ohne PCa-Patienten besser zu identifizieren (92). Als Einzelparameter zeigt das fPSAi zwar keine signifikanten Konzentrationsunterschiede zwischen PCa- und BPH-Patienten, jedoch unterscheidet der Quotient aus fPSAi und fPSA zwischen PCa und BPH (93). Mit einem sehr geringen Anteil am tPSA ist das API-PSA trotz signifikant höherer Werte bei der BPH (94) eher nicht geeignet, die Routinediagnostik des PCa zu verbessern. Das cPSA ist zwar als alleiniger Wert dem tPSA überlegen, kann aber im Vergleich zum %fPSA keine weitere Verbesserung der PCa-Diagnostik erzielen (46). Eine deutlich bessere Unterscheidung zwischen BPH und

PCa mit Konsequenzen für die zukünftige PCa-Routinediagnostik ist durch die oben genannten PSA-Komplexe oder fPSA-Subformen somit eher unwahrscheinlich.

Bezüglich der verschiedenen proPSA-Formen wurde mehrfach gezeigt, dass eine Unterscheidung zwischen PCa- und BPH-Patienten ermöglicht wird (84;95-101). Das -5 und -7 proPSA bietet jedoch keinen zusätzlichen Vorteil gegenüber dem %fPSA (99;100). Ebenso ist das -5 und -7 proPSA auch bei Integration in ein ANN nur in Ausnahmefällen eine zusätzliche Entscheidungshilfe (101). Möglicherweise haben die -2 und -4 proPSA-Formen eine höhere diagnostische Aussagekraft als die -5 und -7 proPSA-Formen (95-97). Eine endgültige Beurteilung steht jedoch noch aus. Erste Ergebnisse eines -2proPSA-Testsystems deuten auf eine verbesserte Diskriminierung zwischen PCa und BPH hin.

Neben der Serinprotease PSA, welche zur Familie der Kallikreine gehört und dem Kallikrein 3 (KLK3) entspricht (102), wurden weitere neue potentielle Serummarker für das PCa wie die Kallikreine 2, 4 und 11 (KLK2, KLK4, KLK11) isoliert und Serumtests entwickelt (103).

In Pilotstudien konnte durch Bestimmung des humanen glandulären Kallikrein 2 (KLK2) signifikant zwischen gut bis mäßig differenzierten Tumoren (104) und auch zwischen lokal begrenzten und weiter fortgeschrittenen Tumoren (105;106) unterschieden werden. In einer weiteren Studie an 222 Patienten waren jedoch die KLK2-Werte sowohl zwischen G2 und G3 als auch zwischen Gleason Score <7 und ≥7 Tumoren nicht signifikant unterschiedlich (107), so dass KLK2 nicht zum Einsatz zur Differenzierung des Grading oder des Tumorstadiums empfohlen werden kann. Ein deutlicher Vorteil des KLK2 im ANN im Vergleich zum %fPSA zeigte sich nur für den niedrigen tPSA-Bereich von 1-4 µg/l (108). Bei nur marginaler Verbesserung der PCa-Detektion durch KLK2 ist daher ein Einsatz in der Routinediagnostik aus klinischer Sicht eher zurückhaltend zu beurteilen.

Ergebnisse einer Untersuchung an 150 Patienten der Charité zeigen, dass KLK11 ein vergleichbares differentialdiagnostisches Potential wie das %fPSA hat, um zwischen bösartigen und gutartigen Prostataerkrankungen zu unterscheiden (109). Bei ungefähr 50% aller Patienten mit einer BPH und einem auffälligen %fPSA-Wert unter 20% kann eine Prostatabiopsie durch Einbeziehung der KLK11/tPSA-Ratio vermieden werden (109). Innerhalb eines ANN zeigt KLK11 besonders bei suspekten %fPSA-Werten <15% eine weitere Verbesserung der Spezifität (110).

Neben den Kallikreinen wurden weitere potentielle PCa-Marker bereits innerhalb von ANN-Modellen evaluiert. Bei der Bestimmung des Makrophagen Inhibitor Cytokin-1 (MIC-

1) fanden sich in der ersten Evaluierungsstudie mit Serumproben von 1.000 Patienten signifikante Unterschiede zwischen Patientengruppen mit BPH und PCa und zwischen aggressiven und weniger aggressiven Tumoren (111). Der Makrophagen Migrationsinhibitor Faktor (MIF) wurde ebenfalls als Marker für das PCa beschrieben (112). Allerdings sind die Studienergebnisse darüber bislang widersprüchlich und es lässt sich keine eindeutige Korrelation zum tPSA beweisen (113). Die Einbeziehung beider o.g. Marker MIC-1 und MIF sowie des KLK11 in ein ANN zeigt, dass ein tatsächlicher diagnostischer Gewinn nur unter paralleler Berücksichtigung des Prostatavolumens möglich ist (114).

Durch das Einbeziehen anderer molekularer Formen des PSA (101) und verschiedener Serummarker (114) konnte bislang die diagnostische Aussagekraft des ANN zwar zusätzlich gesteigert werden - bisher hat jedoch keiner der Parameter bei alleiniger Anwendung einen Zugewinn in der PCa-Diagnostik gebracht. Analysen ergaben, dass die neuen Marker als Einzelparameter keine Verbesserung gegenüber dem tPSA erbringen. Der Nachweis, dass ein Parameter auch bei alleiniger Anwendung einen Zugewinn in der Diagnostik erbringt, stellt jedoch einen wesentlichen Punkt für den nutzbringenden Einsatz neuer Tumormarker innerhalb eines ANN dar. Trotz z.T. geringerer Trennschärfe als die des tPSA tragen die Tumormarker zwar innerhalb eines ANN zur Verbesserung der PCa-Diagnostik bei, jedoch wird das Problem der Überdiagnostik bisher auch durch den Einsatz dieser Marker nicht gelöst. Die mögliche Integration neuer Marker in das ANN ist Gegenstand aktueller Forschungen.

2.2.9 Die PSA-Anstiegsgeschwindigkeit PSA-Velocity (PSAV)

Bekannt ist, dass die Verdopplungszeit des PSA im PCa-Gewebe schneller als die im normalen oder hyperplastischen Prostatagewebes ist. Darüber hinaus weiß man, dass karzinomatöses Prostatagewebe mehr PSA in das Serum abgibt als hyperplastisches Prostatagewebe. Die vorliegende Arbeit behandelt die auf diesen Kenntnissen aufbauende Frage, ob ein rascher PSA-Anstieg oder ANN-Wert-Anstieg mit dem Vorhandensein eines PCa korreliert. Kann die PSA- oder ANN-Dynamik eine Hilfe bei der Identifizierung von Männern mit einem PCa sein und ermöglicht sie eine Abgrenzung zu Männern mit einer BPH?

Laut den Ergebnissen einer aktuellen Studie von Thompson et al. (115) an 5.519 männlichen Probanden erbringt die PSAV keine unabhängigen prognostischen Informationen für das Vorliegen eines PCa. Andere Daten beschreiben hingegen, dass eine erhöhte präoperative PSAV signifikant mit einem erhöhten PCa-Risiko verbunden sei (116).

Die Ergebnisse vieler Studien zum Thema PSAV lassen die Frage offen, wie dieser Parameter klinisch anzuwenden ist. Die Resultate sind nicht kongruent und führen zu unterschiedlichen Schlussfolgerungen der Autoren. Die Studien sind teilweise auf niedrigen Fallzahlen aufgebaut, die PSAV wird aus unterschiedlich vielen PSA-Werten errechnet und die Zeitabstände zwischen den einzelnen Messungen sind entweder sehr lang oder sehr kurz. Die Methoden zur Berechnung der PSAV unterscheiden sich stark und berücksichtigen meist keine Schwankungen der PSA-Werte. Die empfohlenen Grenzwerte sind uneinheitlich (117) und bislang liegt keine publizierte Studie vor, in der die PSAV als Zusatzvariable in einem bereits etablierten ANN untersucht wurde. Aufgrund der fehlenden einheitlichen Leitlinien wird dieser Parameter beim praktischen Einsatz in der Klinik bislang sehr unterschiedlich gehandhabt.

2.3 Das Screeningdilemma

Die Datenlage zeigt, dass die Differenzierung zwischen gut- und bösartigen Prostataerkrankungen anhand des PSA-Wertes erheblich eingeschränkt ist. Nach bisherigen Kenntnissen löst der PSA-Test sehr häufig einen Fehlalarm aus. Bei ca. 60-80% aller durchgeführten Prostatastanzbiopsien wird kein Karzinom nachgewiesen (76). Eine hohe Anzahl dieser invasiven Maßnahmen, welche für den Patienten eine psychische und physische Belastung bedeuten und Kosten für das Gesundheitswesen verursachen, wären demnach nicht notwendig.

Es ergibt sich für den Patienten und Arzt folgendes Dilemma: Ein erhöhter PSA-Wert kann eine Kette weiterführender diagnostischer Untersuchungen nach sich ziehen. Bei einem mikroskopisch kleinen Tumor, der möglicherweise nie zu einer bedrohlichen Erkrankung werden würde, folgen eventuell überflüssige, risikoreiche Therapien. Eine aktuelle Fall-Kontroll-Studie in den USA von Concato et al. (6) von der Yale-Universität kommt zu dem Ergebnis, dass die Tatsache, ob ein PCa durch PSA-Screening diagnostiziert wurde oder nicht, keinen Einfluss auf die Sterblichkeit hat. An einer Kohorte von 501 an einem PCa verstorbenen US-Kriegsveteranen und einer PCa-Kontrollgruppe, in der alle Erkrankten noch lebten, konnte keine Senkung der Mortalität durch die PSA-Screening-Untersuchungen nachgewiesen werden. Auch die Erkenntnisse der „European Randomized Study of Screening for Prostate Cancer" erbrachten bislang keine Evidenz dafür, dass PCa-Screeningprogramme einen Effekt auf die PCa-Mortalität haben (7). In anderen lokal begrenzten Studien aus Tirol und Kanada wurde hingegen eine sinkende PCa-Mortalität in Screeningpopulationen nachgewiesen (2-5).

Die verfeinerten diagnostischen Methoden zur Vermeidung überflüssiger Biopsien (Kapitel 2.2.3 – 2.2.8) bieten keine sichere Unterscheidungsmöglichkeit, sondern dienen mehr als Orientierungshilfe. Neuronale Netzwerke wie „ProstataClass", welche mehrere Variablen gewichten und bewerten, erleichtern die Entscheidung für oder gegen die Durchführung einer Prostatabiopsie (81). Die Anwendung dieses Verfahrens gehört noch nicht zum klinischen Standard, kommt aber immer mehr zum Einsatz.

Noch gibt es keine sichere Möglichkeit die Patienten herauszufiltern, welche von einer weiterführenden Diagnostik und Behandlung sicher profitieren. Ein sinnvolles Screening-Programm fordert effektive und kostengünstige Methoden zur Entdeckung von Karzinomen im Frühstadium ohne unnötig aggressive Diagnostik und Therapie zur Folge zu haben. Die Zielsetzung der Forschung ist daher weiterhin, genauere Selektionskriterien auf der Basis nichtinvasiver Verfahren zur Indikation einer Prostatastanzbiopsie zu definieren.

3 Material und Methoden

3.1 Untersuchtes Patientenkollektiv

Insgesamt wurden retrospektiv die Daten von 2.959 Patienten ausgewertet. Alle Patienten waren im Zeitraum von März 1996 bis Januar 2006 aufgrund erhöhter PSA-Werte, BPH-Symptomen oder des Verdachts eines PCa in der urologischen Klinik und Poliklinik der Charité in Berlin Campus Mitte behandelt worden.

Von diesem Patientenkollektiv konnten 199 Patienten selektiert werden, welche folgende Auswahlkriterien erfüllten: Mindestens drei PSA-Werte waren mit einem Mindestabstand von drei Monaten parallel zu DRU, Alter, %fPSA und Prostatavolumen bekannt. Bis einschließlich zum letzten PSA-Wert war keine Vorbehandlung der Prostata erfolgt. Bei den Patienten waren histologische Befunde durch Entnahme einer Sextantenbiopsie (bis 1999) oder Oktantenbiopsie der Prostata bekannt. Biopsieindikationen waren gestellt worden bei PSA-Werten >4 µg/l (bis Ende 2002) oder generell bei PSA-Werten >10 µg/l, bei karzinomsuspekter DRU oder aufgrund des mittels „ProstataClass" errechneten PCa-Risikos (ab 2003). Einige Patienten waren innerhalb des Beobachtungszeitraumes mehrfach biopsiert worden, ausgewertet wurde nur die Diagnose der zuletzt erfolgten Biopsie. Von den 199 Patienten war bei 49 Patienten nach Abnahme des letzten PSA-Wertes histologisch ein PCa gesichert worden, bei 150 Patienten eine BPH. Alle anderen Patienten der Datenbank schieden aus, da weniger als drei PSA-Werte vor Diagnosestellung bekannt waren, sie vorbehandelt waren oder die Abstände zwischen den PSA-Messungen kürzer als drei Monate waren. Die selektierten 199 Männer waren zwischen 44 und 85 Jahre (Median 68 Jahre) alt. Der letzte bekannte PSA-Wert vor Diagnosestellung lag zwischen 0,41 und 107 µg/l (Median 6,2 µg/l), die %fPSA-Ratio zwischen 3,3 und 42,9% (Median 15,1%), das Prostatavolumen zwischen 13 und 130 ml (Median 45 ml) und die DRU war bei 21% der 199 Patienten karzinomsuspekt.

Die 49 PCa-Patienten hatten bei Diagnosestellung ein Alter zwischen 45 und 78 Jahren (Median 66 Jahre). Die letzten PSA-Werte lagen zwischen 3,2 und 107 µg/l (Median 8,3 µg/l). Die %fPSA-Ratio war zwischen 3,3 und 42,9% (Median 10,9%) und das Prostatavolumen im TRUS lag zwischen 16 und 125 ml (Median 35 ml). Ein Drittel der DRU waren karzinomsuspekt.

Die Gruppe der Patienten mit BPH umfasste 150 Männer zwischen 44 und 85 Jahren (Median 68 Jahre), die letzten PSA-Werte lagen zwischen 0,41 und 39,3 µg/l (Median

5,3 µg/l), die %fPSA-Ratio war zwischen 4,2 und 37,4% (Median 16,7%) und das Prostatavolumen betrug zwischen 13 und 130 ml (Median 47 ml) im TRUS. Die DRU war bei 17% der Patienten mit einer BPH karzinomsuspekt.

3.2 PSA-Bestimmungen

Alle Serumproben zur PSA-Bestimmung wurden nach Entnahme zentrifugiert und innerhalb von sechs Stunden analysiert. Falls eine Analyse in diesem Zeitraum nicht möglich war, wurden die Proben bei -20 Grad Celsius aufbewahrt und nach spätestens 48 Stunden analysiert.

3.2.1 tPSA

Die Bestimmung des tPSA erfolgte mit dem PSA-IMMULITE®-Test (Diagnostic Products, L.A., USA), ein Festphasen-Sandwich-Chemilumineszenz-Immunoassay. Es handelt sich um einen von der amerikanischen „Food and Drug Administration" (FDA) zugelassenen Test. In verschiedenen Studien wurde gezeigt, dass das IMMULITE PSA Testsystem mit anderen FDA-geprüften Testsystemen gut vergleichbar ist ([51;118]). Die Festphase ist aufgebaut aus Polystyrolkugeln, die mit spezifischen polyklonalen PSA-Antikörpern von der Ziege beschichtet sind. Während der 30-minütigen Inkubation bei 37 Grad Celsius bilden freies und an ACT gebundenes PSA aus der Patientenprobe und ein zweiter, mit alkalischer Phosphatase markierter, monoklonaler Mausantikörper einen Sandwichkomplex. Ungebundene Komponenten werden anschließend entfernt. Die Lichtemission wird nach Hinzugabe von Chemilumineszenz-Substrat gemessen. Die Lichtemission ist proportional der Gesamt-PSA-Konzentration. Das Testsystem erfasst freies und ACT-PSA äquimolar. Die untere Nachweisgrenze des PSA-IMMULITE® - Tests wurde mit 0,03 µg/l ermittelt.

3.2.2 fPSA

Zur Bestimmung des fPSA wurde ebenfalls ein Festphasen-Sandwich-Chemilumineszenz-Immunoassay (FREE PSA IMMULITE®) als Verfahren angewandt. Es wird auch bei diesem System eine mit spezifischen monoklonalen Mausantikörpern beschichtete Polystyrolkugel als Festphase verwendet. Zunächst wird das fPSA aus der Patientenprobe gebunden. Anschließend bindet an das bereits gebundene fPSA ein zweiter, mit alkalischer Phosphatase markierter polyklonaler Ziegenantikörper gegen fPSA. Dadurch entsteht ein Sandwich-Komplex. Mit Hilfe einer speziellen Zentrifugal-Waschtechnik werden dann die ungebundenen Komponenten entfernt und ein Chemilumineszenz-Substrat zugesetzt, welches während der folgenden zehnminütigen Inkubation umgesetzt wird. Die dabei ausgelöste Lichtemission ist der PSA-Konzentration direkt proportional. Die analytische Test-Sensitivität liegt bei 0,02 µg/l.

3.3 Klinische Untersuchungen

3.3.1 Prostatavolumenbestimmung

Die Bestimmung des Prostatavolumens erfolgte in allen Fällen von erfahrenen Untersuchern mittels transrektaler Ultraschalltechnik. Das Prostatavolumen wurde unter Anwendung der Ellipsoid-Formel (Höhe multipliziert mit Breite und Länge, multipliziert mit $\pi/6$) berechnet. Zum Einsatz kam das Sonographiegerät Combison 330 (Kretz Technik, Zipf, Österreich).

3.3.2 Die DRU

Die Untersuchung wurde ausschließlich von erfahrenen Urologen durchgeführt. Karzinomsuspekte Drüsen mit Verhärtungen wurden mit DRU = 1, alle anderen Befunde nicht tumorverdächtiger Veränderungen mit DRU = 0 bewertet.

3.4 Statistische Methoden

Die Auswertung der Daten erfolgte mit dem Statistikprogramm SPSS 10.1 (SPSS, Chicago, Illinois). Es wurde der Mann-Whitney-U-Test angewandt.

3.5 Das ANN-Programm „ProstataClass"

Das ANN-Programm „ProstataClass" wurde mit den fünf Eingangsvariablen PSA, %fPSA, Prostatavolumen, DRU und Patientenalter erstellt. Die ANN-Berechnungen (backpropagation) erfolgten mit dem SPSS-Extramodul Neural Connection 2.0 (SPSS, Chicago, Illinois) in Kooperation mit dem Institut für medizinische Biometrie der Charité, Campus Mitte. Das Programm ermöglicht die direkte Dateneingabe und individuelle Berechnung des Karzinomrisikos eines Patienten (ANN-Wert). Der ANN-Wert

(Ausgangsneuron) gibt auf einer Skala von 0 (sehr geringes Risiko) bis 1 (hohes Karzinomrisiko) die PCa-Wahrscheinlichkeit an.

Für alle vorliegenden tPSA-Werte der 199 Patienten wurden ANN-Werte bestimmt. Es wurden zwei Auswertungen mit dem ANN durchgeführt. In der ersten Auswertung (D0) wurde der Tastbefund DRU bei allen Berechnungen für einen Patienten mit 0 eingesetzt - bis auf die letzte Messung, bei der der tatsächlich ermittelte DRU-Wert verwendet wurde. Beim zweiten Durchlauf (D1) wurde zu allen Zeitpunkten der DRU-Wert der letzten Messung als Eingangsvariable verwendet.

3.6 Graphische Darstellung der tPSA- und ANN-Wert-Verlaufskurven

In der vorliegenden Untersuchung wurden die tPSA-Verläufe graphisch dargestellt, um Patienten mit Schwankungen in ihren tPSA-Verläufen erkennen und gesondert betrachten zu können.

Die tPSA-Messungen der 199 Patienten wurden einzeln graphisch dargestellt, wobei auf der X-Achse die Zeit in [2500 – 0] Tagen vor der maßgeblichen Biopsie den tPSA-Werten in [0 – 20] µg/l auf der Y-Achse gegenübergestellt wurde.

Die ANN-Werte wurden graphisch in den selben Koordinatensystemen dargestellt, in denen auch die tPSA-Kurvenverläufe abgebildet wurden, um einen direkten Vergleich der tPSA-und ANN-Kurven zu ermöglichen. Die X-Achse stellt die Zeit in [2500 – 0] Tagen und die Y-Achse die ANN-Werte dar [Risiko 0 – Risiko 1]. Da anhand der Datenbank nicht für alle tPSA-Kontrollen auch gleichzeitig %fPSA-Werte vorlagen, konnte nicht für alle vorliegenden tPSA-Werte ein entsprechender ANN-Wert ermittelt werden. Dieses war bei zwischenzeitlichen tPSA Werten <1 µg/l der Fall, da dann in der Routinediagnostik auf die parallele Mitbestimmung des fPSA verzichtet wird. Daher reduzierte sich die Anzahl der Patienten, welche in die ANN-Bewertung einbezogen werden konnten, von 199 auf 185. Von den 49 PCa-Patienten konnten alle, von den 150 Patienten mit BPH 136 einbezogen werden.

3.7 Berechnungen der PSAV

Die PSAV wurde anhand der Formel „PSA-Differenz/Zeitintervall zwischen den Messungen" berechnet. In Anlehnung an die Ergebnisse der Analyse über die verschiedenen Methoden zur Berechnung der PSAV von Yu et al. (119) wurden zwei

Werte berechnet. Zum Einen die Langzeit-PSAV zwischen dem ersten und letzten PSA-Wert eines Patienten („PSAV-Gesamtzeit") und zum Anderen die PSAV zwischen zwei PSA-Werten, welche beide innerhalb der letzten 12 Monate vor Diagnosestellung erhoben wurden („PSAV-12 Monate").

3.7.1 Die „PSAV-Gesamtzeit"

Zur Berechnung der „PSAV-Gesamtzeit" wurde bei jedem Patienten der erste bekannte PSA-Wert (PSA1) [µg/l] vom letzten gemessenem PSA-Wert (PSA2) [µg/l] subtrahiert und anschließend durch das Zeitintervall dividiert, welches zwischen den beiden Messdaten liegt.

3.7.2 Die „PSAV-12 Monate"

Zur Berechnung der „PSAV-12 Monate" wurde die Differenz zwischen dem letzten PSA-Wert (PSA2) [µg/l] und PSA3 [µg/l] berechnet und durch das Zeitintervall zwischen den beiden Werten dividiert. Als PSA3 wurde derjenige PSA-Wert herangezogen, der dem Datum „Ein Jahr vor Diagnosesicherung" am nächsten kommt und innerhalb der 12 Monate vor der Diagnosesicherung erhoben worden war. Daraus ergeben sich geringfügige Abweichungen von einer exakten 12-Monats-Berechnung.

4 Ergebnisse

4.1 Klassifikation des Patientenkollektivs

4.1.1 Verschiedene tPSA-Bereiche

Die Verteilung der 199 untersuchten Patienten innerhalb der verschiedenen tPSA-Gruppen von 0-4 µg/l; 4,1-10 µg/l; 10,1-20 µg/l und >20 µg/l ist in den Tabellen 1 und 2 dargestellt.

Das mediane Alter aller Patienten liegt zum Zeitpunkt der letzten PSA-Abnahme bei 68 Jahren. Die Altersverteilung zeigt keine Unterschiede zwischen den jeweiligen tPSA-Gruppen (tPSA-Bereich 4,1-10 µg/l; p=0,11 und tPSA 10,1-20 µg/l; p=0,35). Die PCa-Patienten sind im Median 66 Jahre alt (Spannweite 44-80 Jahre), die BPH-Patienten sind mit einem Median von 68 Jahren (Spannweite 44-85 Jahre) nicht signifikant älter (p=0,1).

Die 49 PCa-Patienten haben als Gesamtgruppe signifikant höhere (p<0,0001) zuletzt gemessene tPSA-Werte mit einem Median von 8,3 µg/l (Spannweite von 3,2-107 µg/l) als die BPH-Patienten mit einem Median von 5,3 µg/l (Spannweite von 0,4-37,1 µg/l).

Tabelle 1: Untersuchte Patienten in den verschiedenen tPSA-Bereichen. tPSA und Alter als Medianwerte.

tPSA (µg/l)	n	Alle Median Alter (Jahre)	Median tPSA (µg/l)	N	PCa Median Alter (Jahre)	Median tPSA (µg/l)	n	BPH Median Alter (Jahre)	Median tPSA (µg/l)
0-4	47	68,5	2,1	2	70,5	3,5	45	68	2,1
4,1-10	94	67	5,6	24	66	5,8	70	68	5,6
10,1-20	50	68,5	13,6	20	67,5	13,5	30	68,5	13,9
>20	8	68,5	25,7	3	65	29,3	5	69	25,6
Alle	199	68	6,2	49	66	8,3	150	68	5,3

Eine separate Signifikanzberechnung erfolgte aufgrund der geringen PCa-Patientenanzahl in den tPSA-Bereichen 0-4 und >20 µg/l nur in den tPSA-Bereichen 4,1-10 und 10,1-20 µg/l. Das tPSA unterscheidet sich in der tPSA-Gruppe 4,1-10 µg/l nicht signifikant zwischen den PCa- und BPH-Patienten (p=0,98), wohl aber die %fPSA-Ratio (p=0,038). Im tPSA-Bereich 10,1-20 µg/l unterscheiden sich die beiden Patientengruppen nicht signifikant hinsichtlich des tPSA (p=0,736) und auch nicht hinsichtlich des %fPSA (p=0,084). Der %fPSA-Median aller PCa-Patienten ist mit 10,9% aber signifikant niedriger als bei der Gesamtgruppe der BPH-Patienten mit 16,7% (p<0,0001).

Das Prostatavolumen aller Karzinompatienten ist signifikant kleiner (Median 35 ml) als bei den Patienten mit BPH (Median 45 ml, p=0,002). Dieses zeigt sich auch in den tPSA-Bereichen 4,1-10 µg/l (p=0,003) und 10,1-20 µg/l (p=0,035).

Der Tastbefund unterscheidet sich nicht signifikant in der Gesamtgruppe der PCa- und BPH-Patienten (p=0,8) und auch nicht in den jeweiligen tPSA-Bereichen 4,1-10 µg/l (p=0,91) und 10,1-20 µg/l (p=1).

Tabelle 2: Untersuchte Patienten in den verschiedenen tPSA-Bereichen. %fPSA-Ratio und Prostatavolumen (P-Vol.) als Medianwerte.

tPSA (µg/l)	Alle		PCa		BPH	
	Median %fPSA	Median P-Vol. (ml)	Median %fPSA	Median P-Vol. (ml)	Median %fPSA	Median P-Vol. (ml)
0-4	19,4	40	17,2	36,5	19,5	40
4,1-10	15,9	44,5	14,3	33,5	17,4	50
10,1-20	11	49,1	9,7	44,5	13,7	59
>20	9	35,5	6,8	35	11	80
Alle	15,1	45	10,9	35	16,7	47

4.1.2 Anzahl der tPSA-Messungen

Die Tabelle 3 zeigt die unterschiedlichen Häufigkeiten, mit denen bei den untersuchten 199 Patienten vor der Diagnosesicherung tPSA-Messungen durchgeführt wurden.

Das Serum der Patienten mit BPH wurde mit 7 tPSA-Messungen im Median insgesamt häufiger untersucht als das Serum der Karzinompatienten, bei denen im Median 4,5 tPSA-Messungen durchgeführt wurden. Bei 51% der PCa- und 39% der BPH-Patienten wurden 4-6 tPSA-Messungen vor der Diagnosesicherung duchgeführt. Dieses entspricht bezogen auf die Häufigkeit der tPSA-Messungen der jeweils größten Gruppe.

Tabelle 3: Häufigkeiten der tPSA-Untersuchungen (absolut, Prozent, Mediane, Mittelwerte).

Anzahl PSA-Untersuchungen	Alle	PCa		BPH	
	N	n	%	n	%
3	27	12	24%	15	10%
4-6	84	25	51%	59	39%
7-9	35	10	20%	25	17%
10-12	22	1	2%	21	14%
13-15	17	1	2%	16	11%
>16	14	0	0%	14	9%
Summe	100%	49	100%	150	100%
Median	6	4,5		7	
Mittelwert	7,6	5,4		8,3	

4.1.3 Beobachtungszeiträume

Die Tabelle 4 gibt Aufschluss darüber, wie lange die Patienten mittels intermittierender tPSA-Messungen vor der endgültigen bioptischen Diagnosesicherung unter Beobachtung standen. Insgesamt hatten die 199 untersuchten Patienten im Median einen Beobachtungszeitraum von 3,4 Jahren (Spannweite 0,6-8,9 Jahre). Die 49 PCa-Patienten hatten einen medianen Beobachtungszeitraum von 1,8 Jahren (Spannweite 0,6-6,3 Jahre), die 150 BPH-Patienten hatten im Median einen wesentlich längeren Beobachtungszeitraum von 4,2 Jahren (Spannweite 0,6-8,9 Jahre).

Tabelle 4: Beobachtungszeiträume der Patienten in Jahren (absolut, Prozent, Mediane).

Jahre	Alle		PCa		BPH	
	n	%	N	%	n	%
bis 1	12	6%	6	12%	6	4%
1-2	47	24%	21	43%	26	17%
2-3	33	17%	9	18%	24	16%
3-4	23	12%	6	12%	17	11%
4-5	20	10%	3	6%	17	11%
5-6	21	11%	2	4%	19	13%
6-7	31	16%	2	4%	29	19%
7-8	9	5%	0	0%	9	6%
8-9	3	2%	0	0%	3	2%
Summe	199	100%	0	100%	150	100%
Median	3,4 Jahre		1,8 Jahre		4,2 Jahre	
Mittelwert	3,8 Jahre		2,4 Jahre		4,2 Jahre	

4.2 Klassifikation der tPSA- und ANN-Wert-Verlaufskurven

Die in einzelnen Koordinatensystemen graphisch dargestellten zeitlichen Verläufe der tPSA-Werte und ANN-Werte (siehe Kapitel 3.6) wurden durch zwei unabhängig voneinander arbeitende Untersucher in vier Gruppen (Gruppe I – IV) eingeteilt. Die Zuteilung erfolgte ohne Kenntnis über die Diagnose der zu beurteilenden Patienten. Die Gruppe I wurde definiert für die Patienten mit tPSA-Kurvenverläufen, welche von beiden Untersuchern als ansteigend bewertet wurden, die Gruppe II für die konstanten/stabilen tPSA-Verläufe (ohne Ausreißer), die Gruppe III für die abfallenden tPSA-Verläufe und die Gruppe IV für diejenigen mit inkonstanten tPSA-Kurvenverläufen, welche aufgrund von starken Schwankungen und Ausreißern einzelner Werte von den Untersuchern den anderen drei Kategorien nicht klar zugeordnet werden konnten. Die Abbildungen 1 - 4 veranschaulichen mit Beispielen, welche tPSA-Kurvenverläufe welcher der vier Kategorien zugeordnet wurden. Die graphisch dargestellten ANN-Wert-Verläufe wurden durch die Untersucher auf gleiche Weise wie die tPSA-Kurvenverläufe in die Gruppen I – IV (I = ansteigend, II = konstant, III = fallend, IV = inkonstant) eingeteilt. Die Abbildungen 5 - 9 zeigen anhand von Beispielen wie die Zuteilung vorgenommen wurde.

Abbildung 1: tPSA-Verlauf (tPSA-Werte rot in µg/l) des PCa-Patienten Nr. 15 in Abhängigkeit von der Zeit (in Tagen). Zuordnung zu Gruppe I (ansteigend).
ANN-Output in Endwerten von 0 = geringes Karzinomrisiko bis 1 = hohes Karzinomrisiko.

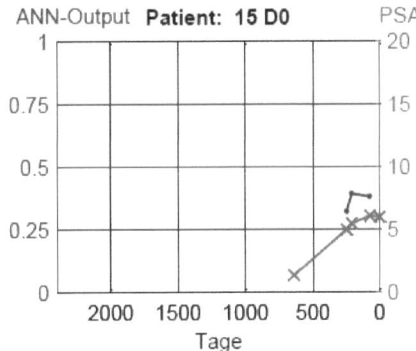

Abbildung 2: tPSA-Verlauf (tPSA-Werte rot in µg/l) des PCa-Patienten Nr. 6 in Abhängigkeit von der Zeit (in Tagen). Zuordnung zu Gruppe II (konstant).
ANN-Output in Endwerten von 0 = geringes Karzinomrisiko bis 1 = hohes Karzinomrisiko.

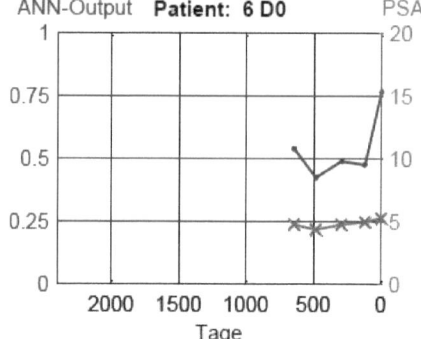

Abbildung 3: tPSA-Verlauf (tPSA-Werte rot in µg/l) des BPH-Patienten Nr. 147 in Abhängigkeit von der Zeit (in Tagen). Zuordnung zu Gruppe III (fallend).
ANN-Output in Endwerten von 0 = geringes Karzinomrisiko bis 1 = hohes Karzinomrisiko.

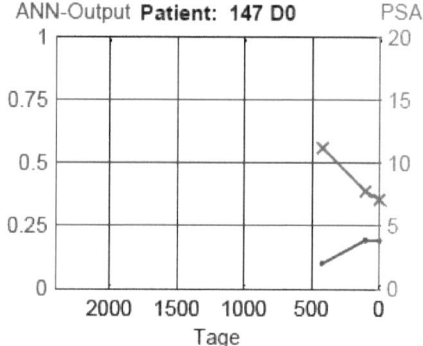

Abbildung 4: tPSA-Verlauf (tPSA-Werte rot in µg/l) des PCa-Patienten Nr. 8 in Abhängigkeit von der Zeit (in Tagen). Zuordnung zu Gruppe IV (inkonstant).
ANN-Output in Endwerten von 0 = geringes Karzinomrisiko bis 1 = hohes Karzinomrisiko.

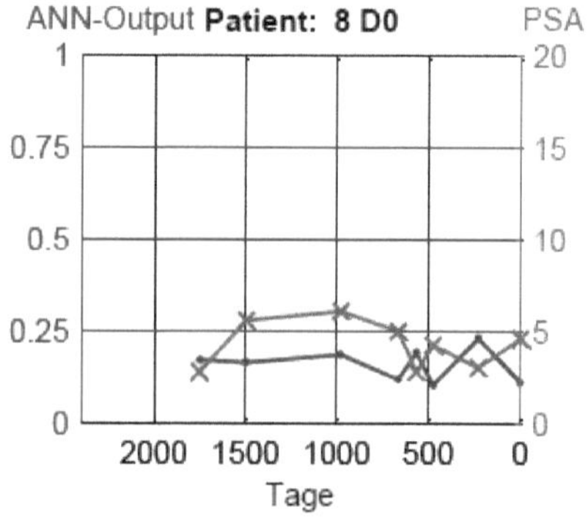

Abbildung 5: ANN-Wert-Verlauf des PCa-Patienten Nr. 2 (ANN-Endwerte blau von 0 =geringes PCa-Rrisiko bis 1 =hohes PCa-Risiko) in Abhängigkeit von der Zeit (in Tagen). Die Zuordnung des ANN-Wert-Verlaufs erfolgt zu Gruppe I (ansteigend), dagegen die Zuordnung des tPSA-Verlaufs (tPSA-Werte rot in µg/l) zu Gruppe II (konstant).
Das DRU-Ergebnis entspricht bei dieser ANN-Analyse stets dem Wert der letzten Messung (D1).

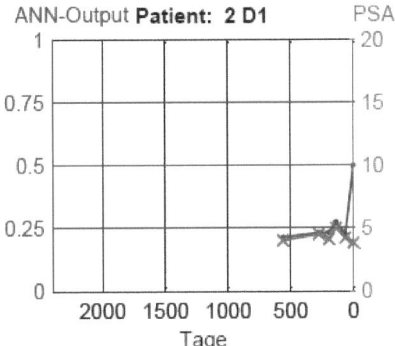

Abbildung 6: ANN-Wert-Verlauf des PCa-Patienten Nr. 5 (ANN-Endwerte blau von 0 =geringes PCa-Risiko bis 1 =hohes PCa-Risiko) in Abhängigkeit von der Zeit (in Tagen). Die Zuordnung des ANN-Wertverlaufs und ebenfalls die Zuordnung des tPSA-Verlaufs (tPSA-Werte rot in µg/l) erfolgen zur Gruppe I (ansteigend).
Das DRU-Ergebnis entspricht bei dieser ANN-Analyse stets dem Wert der letzten Messung (D1).

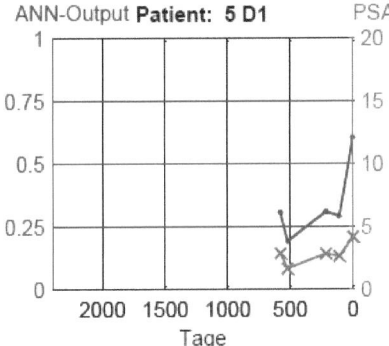

Abbildung 7: ANN-Wertverlauf (ANN-Endwerte blau von 0 =geringes PCa-Risiko bis 1 =hohes PCa-Risiko) des PCa-Patienten Nr. 27 in Abhängigkeit von der Zeit (in Tagen). Die Zuordnung des ANN-Wertverlaufs erfolgt zu Gruppe IV (inkonstant), dagegen die Zuordnung des tPSA-Verlaufs (tPSA-Werte rot in µg/l) zu Gruppe I (ansteigend).
Das DRU-Ergebnis entspricht bei dieser ANN-Analyse stets dem Wert der letzten Messung (D1).

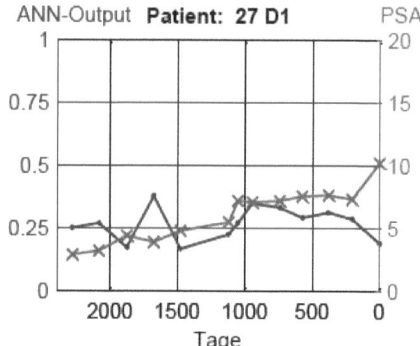

Abbildung 8: ANN-Wert-Verlauf (ANN-Endwerte blau von 0 =geringes PCa-Risiko bis 1 =hohes PCa-Risiko) des BPH-Patienten Nr. 82 in Abhängigkeit von der Zeit (in Tagen). Die Zuordnung des ANN-Wertverlaufs erfolgt zu Gruppe II (konstant), dagegen die Zuordnung des tPSA-Verlaufs (tPSA-Werte rot in µg/l) zu Gruppe IV (inkonstant).
Das DRU-Ergebnis entspricht bei dieser ANN-Analyse stets dem Wert der letzten Messung (D1).

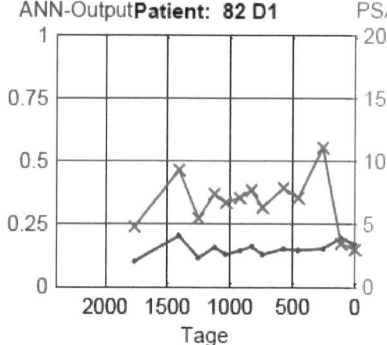

Abbildung 9: ANN-Wert-Verlauf (ANN-Endwerte blau von 0 =geringes PCa-Risiko bis 1 =hohes PCa-Risiko) des BPH-Patienten Nr. 88 in Abhängigkeit von der Zeit (in Tagen). Die Zuordnung des ANN-Wert-Verlaufs erfolgt zu Gruppe IV (inkonstant), dagegen die Zuordnung des tPSA-Verlaufs (tPSA-Werte rot in µg/l) zur Gruppe II (konstant).
Das DRU-Ergebnis entspricht bei dieser ANN-Analyse stets dem Wert der letzten Messung (D1).

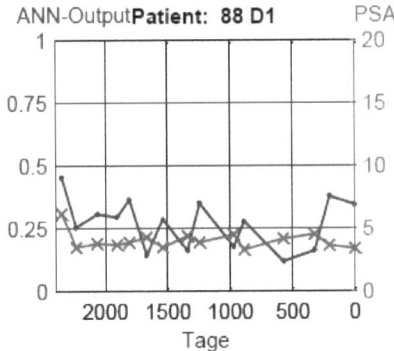

4.2.1 Die tPSA-Verlaufskurven

Die Einteilung der 49 PCa-Patienten und der 150 BPH-Patienten in die vier beschriebenen tPSA-Verläufe (Gruppe I – IV) wird in Tabelle 5 in absoluten Zahlen und in der Abbildung 10 in Prozenten dargestellt.

Es zeigt sich, dass 34 der 49 PCa-Patienten (70%) einen ansteigenden tPSA-Verlauf haben, was einem Anteil von etwa zwei Dritteln entspricht, während alle übrigen Patienten (n = 15) den Gruppen II-IV zugeordnet werden. Konstant ist der tPSA-Verlauf bei zwei PCa-Patienten (4%), fallend bei fünf Patienten (10%) und inkonstant bei acht PCa-Patienten (16%)

Von den 150 BPH-Patienten werden 35 Patienten (23%) der Gruppe I mit ansteigendem tPSA-Verlauf zugeordnet. Einen konstanten Verlauf zeigen 63 (42%) der BPH-Patienten, 15 Patienten (10%) einen fallenden und 37 Patienten (25%) einen inkonstanten Verlauf.

Tabelle 5: Einteilung der untersuchten PCa- und BPH-Patienten (absolute Zahlen) in vier verschiedene tPSA-Verläufe (I – IV) anhand der graphisch dargestellten tPSA-Kurven.

	I ansteigend	II Konstant	III fallend	IV inkonstant	I-IV Summe
PCa	34	2	5	8	49
BPH	35	63	15	37	150

Abbildung 10: Prozentuale Einteilung der untersuchten PCa- und BPH-Patienten in vier verschiedene tPSA-Verläufe (I – IV).

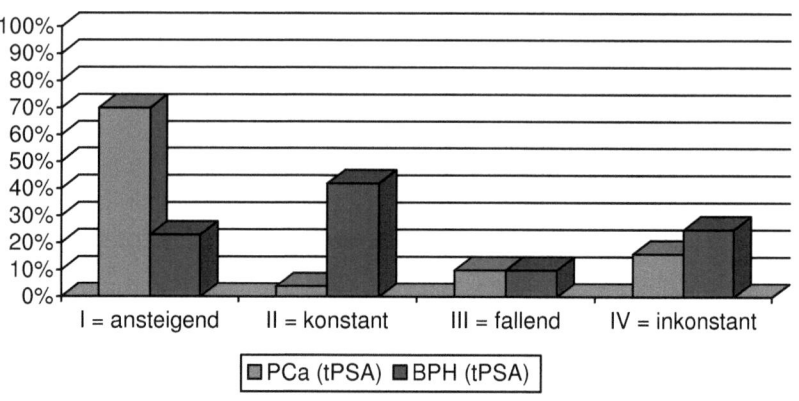

4.2.2 Die ANN-Wert-Verlaufskurven

Die Einteilung der untersuchten Patienten mit maligner und benigner Prostataerkrankung in die vier beschriebenen ANN-Wert-Verläufe (Gruppe I-IV) ist der Tabelle 6 in absoluten Zahlen und der Abbildung 11 in Prozenten zu entnehmen. Es ergibt sich bei 18 der 49 PCa-Patienten (37%) ein ansteigender ANN-Wert-Verlauf, bei jeweils 12 PCa-Patienten (24%) ein inkonstanter oder fallender ANN-Wert-Verlauf während sieben PCa-Patienten (14%) einen konstanten ANN-Verlauf aufweisen. Der Großteil (n=91, 67%) aller untersuchten BPH-Patienten zeigt einen konstanten Verlauf, was in etwa zwei Dritteln entspricht. Bei 11 Patienten (8%) mit gutartiger Prostataerkrankung präsentiert sich der ANN-Wert-Verlauf ansteigend, bei 8 Patienten (6%) fallend und bei 26 Patienten (19%) inkonstant.

Tabelle 6: Einteilung der untersuchten PCa- und BPH-Patienten (absolute Zahlen) in vier verschiedene ANN-Verläufe (I – IV).

	I ansteigend	II Konstant	III fallend	IV inkonstant	I-IV Summe
PCa	18	7	12	12	49
BPH	11	91	8	26	136

Abbildung 11: Prozentuale Einteilung der untersuchten PCa- und BPH-Patienten in vier verschiedene ANN-Verläufe (I – IV).

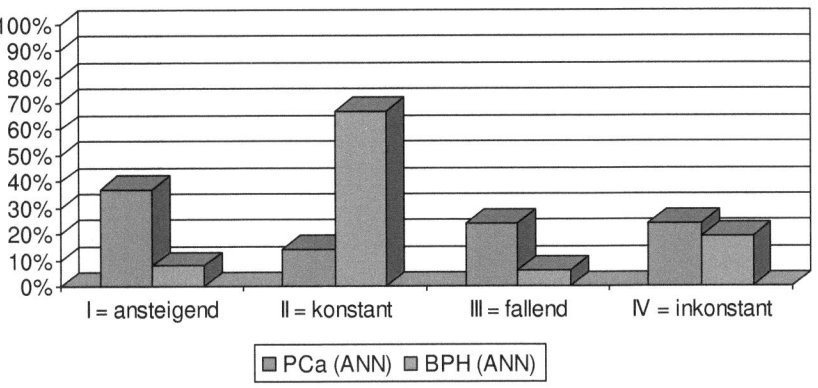

4.3 Berechnungen der PSAV

Die PSAV jedes Patienten während seines gesamten Beobachtungszeitraums wird „PSAV-Gesamtzeit" bezeichnet, die PSAV innerhalb der letzten 12 Monate vor Diagnosesicherung „PSAV-12 Monate".

In Abhängigkeit eines in anderen Untersuchungen empfohlenen und zuvor festgelegten Grenzwertes der PSAV von 0,75 µg/l/J (120) wurden die Patienten je nach errechneter „PSAV-Gesamtzeit" und „PSAV-12 Monate" in drei Gruppen eingeteilt. Die Patienten mit einer PSAV >0,75 µg/l/J wurden der Gruppe I (= ansteigend) zugeteilt; die Patienten mit einer PSAV -0,75 µg/l/J bis 0,75 µg/l/J der Gruppe II (= konstant) und die Patienten mit einer PSAV <-0,75 µg/l/J der Gruppe III (= fallend) zugeteilt.

4.3.1 Die „PSAV-Gesamtzeit"

Der Median der „PSAV-Gesamtzeit" der 49 PCa-Patienten liegt mit 1,24 µg/l/J (Spannweite -4,59 µg/l/J bis 35,9 µg/l/J) signifikant höher (p<0,0001) als der Median der 150 BPH-Patienten, welcher 0,16 µg/l/J beträgt (Spannweite -15,02 µg/l/J bis 9,13 µg/l/J).

Die Einteilung der PCa- und BPH-Patienten in die drei Gruppen I-III je nach „PSAV-Gesamtzeit" ist der Tabelle 7 (absolute Zahlen und Mediane) und der Abbildung 12 (Prozente) zu entnehmen. Von allen untersuchten PCa-Patienten haben 70% eine ansteigende, 20% eine konstante und 10% eine fallende „PSAV-Gesamtzeit". Der Anteil der BPH-Patienten mit ansteigender „PSAV-Gesamtzeit" beträgt 21%. Mit 65% weist der

Großteil der BPH-Patienten eine konstante und mit 14% der geringste Anteil eine fallende „PSAV-Gesamtzeit" auf.

Tabelle 7: Einteilung der untersuchten PCa- und BPH-Patienten (absolute Zahlen) in Gruppe I = ansteigende (>0,75 µg/l/J), Gruppe II = konstante (-0,75 µg/l/J bis 0,75 µg/l/J) und Gruppe III = fallende (<-0,75 µg/l/J) „PSAV-Gesamtzeit". Darstellung der Mediane der „PSAV-Gesamtzeit".

„PSAV-Gesamtzeit"	I ansteigend	II Konstant	III fallend	I-III Summe	Median (µg/l/J)
PCa	34	10	5	49	1,24
BPH	32	98	20	150	0,16
Summe	66	108	25	199	

Abbildung 12: Einteilung der untersuchten PCa- und BPH-Patienten (Prozente) in Gruppe I = ansteigende (>0,75 µg/l/J), Gruppe II = konstante (-0,75 µg/l/J bis 0,75 µg/l/J) und Gruppe III = fallende (<-0,75 µg/l/J) „PSAV-Gesamtzeit".

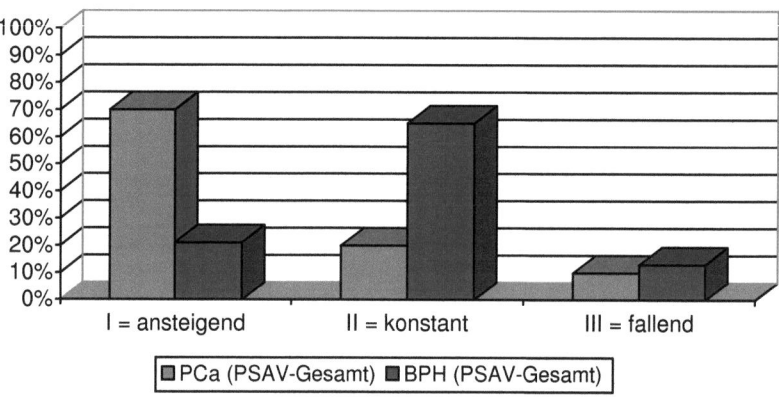

4.3.2 Die „PSAV-12 Monate"

Bei der Analyse der „PSAV-12 Monate" ist der Median der 49 PCa-Patienten mit 1,61 µg/l/J (Spannweite -44,32 µg/l/J bis 67,35 µg/l/J) ebenfalls signifikant höher (p=0,0001) als der Median der 150 BPH-Patienten mit 0,04 µg/l/J (Spannweite -28,76 µg/l/J bis 17,77 µg/l/J).

Die Einteilung in die drei Gruppen I – III je nach „PSAV-12 Monate" ist der Tabelle 8 (absolute Zahlen und Mediane) und der Abbildung 13 (Prozente) zu entnehmen.

Tabelle 8: Einteilung der untersuchten PCa- und BPH-Patienten (absolute Zahlen) in Gruppe I = ansteigende (>0,75 µg/l/J), Gruppe II = konstante (-0,75 µg/l/J bis 0,75 µg/l/J), Gruppe III = fallende (<-0,75 µg/l/J) „PSAV-12 Monate". Darstellung der Mediane der „PSAV-12 Monate".

„PSAV-12 Monate"	I Ansteigend	II Konstant	III fallend	I-III Summe	Median (µg/l/J)
PCa	32	8	9	49	1,61
BPH	53	47	50	150	0,04
Summe	85	55	59	199	

Abbildung 13: Einteilung der untersuchten PCa-und BPH-Patienten (Prozente) in Gruppe I = ansteigende (>0,75 µg/l/J), Gruppe II = konstante (-0,75 µg/l/J bis 0,75 µg/l/J) und Gruppe III = fallende (<-0,75 µg/l/J) „PSAV-12 Monate".

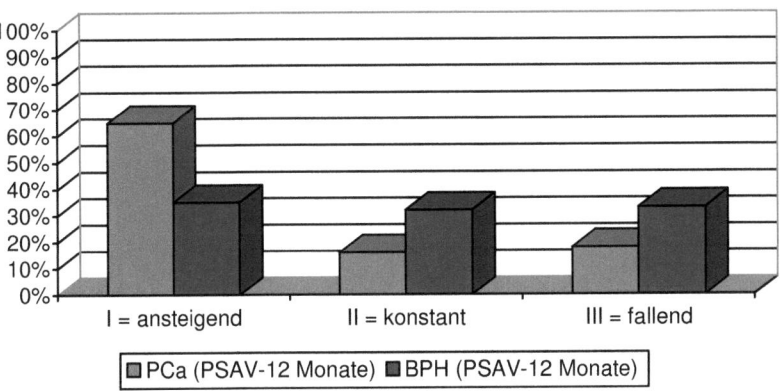

Der größte Anteil der 49 PCa-Patienten hat eine ansteigende "PSAV-12 Monate" (65%), 16% der PCa-Patienten haben eine konstante und 18% eine fallende „PSAV-12 Monate". Hingegen verteilen sich die BPH-Patienten fast gleichmäßig auf die Gruppe I „ansteigend" (35%), die Gruppe II „konstant" (32%) und die Gruppe III „fallend" (33%).

4.4 Bedingte Wahrscheinlichkeiten

Die bedingten Wahrscheinlichkeiten sind anhand der Daten der Tabellen 7 und 8 berechnet worden. Im betrachteten Patientenkollektiv liegt bei einem Grenzwert von 0,75 µg/l/J für die „PSAV-Gesamtzeit" die Sensitivität der Testvalidität bei 70%, die Spezifität bei 79%. Der positiv prädiktive Wert für die „PSAV-Gesamtzeit" liegt bei 52% und der negativ prädiktive Wert bei 89%.

Für die „PSAV-12 Monate" liegt die Sensitivität im betrachteten Patientenkollektiv bei 65%, die Spezifität ebenfalls bei 65%. Der positive prädiktive Wert der „PSAV-12 Monate" entspricht 38% und der negativ prädiktive Wert liegt bei 85%.

5 Diskussion

Die zentrale Fragestellung der vorliegenden Arbeit ist, ob die PSA-Dynamik, bzw. die PSA-Velocity, als diagnostischer Marker zur Detektion eines PCa im Rahmen von Screeninguntersuchungen sinnvoll anwendbar ist.

5.1 Die Variabilität der PSAV

5.1.1 Betrachtung der tPSA-Verläufe

In dem untersuchten Patientenkollektiv haben zwar 70% der PCa-Patienten einen typischen ansteigenden tPSA-Verlauf. Das übrige knappe Drittel (30%) der PCa-Patienten weist jedoch einen untypischen Verlauf auf (s. Abbildung 14). Diese Gruppe beinhaltet 16% aller PCa-Patienten mit inkonstant verlaufenden tPSA-Messwerten. Damit kann also etwa jeder sechste Karzinompatient aufgrund von starken Schwankungen der tPSA-Werte keinem bestimmten Verlauf zugeordnet werden.

Abbildung 14: tPSA-Kurvenverlauf mit prozentualem Anteil der PCa-Patienten mit typischen ansteigenden und untypischen (nicht ansteigenden) tPSA-Verläufen.

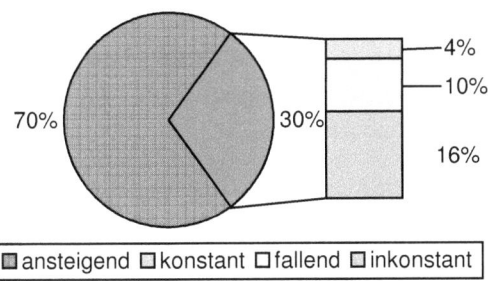

Von den 150 BPH-Patienten weisen lediglich 42% einen typischen konstanten tPSA-Verlauf auf. Mehr als die Hälfte (58%) der untersuchten BPH-Patienten zeigen einen für ihre Erkrankung weniger typischen Verlauf (s. Abbildung 15). Unabhängig von der Methode der PSAV-Berechnung wäre die PSAV bei einem Viertel der BPH-Patienten nicht zu verwerten, da diese stark inkonstante tPSA-Verläufe zeigen. Bei fast einem Viertel

(23%) aller BPH-Patienten könnte anhand der PSAV fälschlicherweise ein PCa vermutet werden, da diese ansteigende PSAV-Werte aufweisen. Die verbleibenden 10% der BPH-Patienten weisen mit fallenden tPSA-Werten einen ebenfalls eher untypischen Verlauf auf.

Abbildung 15: tPSA-Kurvenverlauf mit prozentualem Anteil der BPH-Patienten mit typischen konstanten und untypischen (nicht konstanten) tPSA-Verläufen.

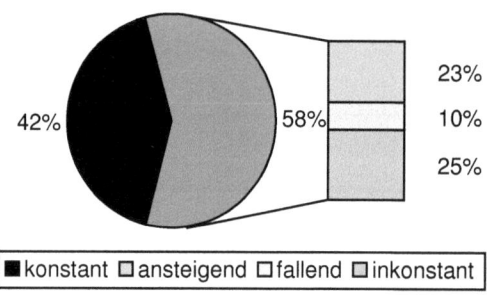

Im gesamten Patientenkollektiv betrachtet, d.h. allen Patienten mit bösartigen und gutartigen Prostataerkrankungen, zeigen mit insgesamt 61% mehr als die Hälfte der Patienten für ihre Prostataerkrankung untypische tPSA-Verläufe. Ein weiteres knappes Viertel (23%) aller Patienten zeigt darüber hinaus einen inkonstanten, nicht zu verwertenden tPSA-Verlauf. Aufgrund dieser hohen Rate an Patienten mit untypischem oder inkonstantem tPSA-Verhalten ist ersichtlich, dass die Berechnung der PSAV innerhalb der in dieser Arbeit untersuchten Gruppe kein unabhängiger Parameter zur verbesserten PCa–Detektion ist. Ein Vergleich dieser Ergebnisse mit den Resultaten anderer Studien zeigt wesentliche Parallelen.

Ähnlich der Beurteilung von PSA- und ANN-Verlaufskurven, wie es in der vorliegenden Arbeit erfolgte, betrachten auch andere aktuelle Untersucher PSA-Serien-Muster. So definierten Connolly et al. (121) vier Kategorien von PSA-Serien-Mustern von 6.568 Patienten mit PSA-Werten zwischen 4 und 10 µg/l. Es zeigte sich, dass auch die Männer mit einem im Verlauf normalisiertem PSA-Wert weiterhin ein signifikant erhöhtes Risiko für ein PCa haben und mittels Biopsie eine Abklärung erfolgen sollte.

Zu dem Ergebnis, dass die PSAV aufgrund von intraindividuellen Schwankungen der PSA-Werte nicht als diagnostischer Parameter zur PCa-Detektion in Betracht kommt, kamen auch andere Autoren. Nixon et al. (122) beschrieben in einer Kohorte von 24 Patienten eine signifikante physiologische Variabilität der PSA-Messwerte in kurzen Messintervallen von 24 Stunden. Roehrborn et al. (123) wiesen 1996 in den USA eine hohe intraindividuelle Variabilität bei PSA-Messungen nach. Sie führten eine retrospektive Analyse von 295 Patienten mit jeweils zwei PSA-Werten innerhalb von 90 Tagen durch, wovon der erste <10 µg/l war. 46% der Probanden hatten einen identischen zweiten oder angestiegenen PSA-Wert. 54% hatten einen Abfall, ein Drittel hatte eine Veränderung von mehr als +/-1 µg/l. Anhand dieser Daten schlussfolgerten sie, dass eine signifikante Variabilität zwischen zwei PSA-Werten innerhalb eines kurzen Zeitintervalls rein zufällig sei (123). Die Analyse von Soletormos et al. (124) über die biologischen Schwankungen der PSA-Werte erbrachten als Ergebnis, dass die intraindividuelle Variabilität bis zu 20% betragen kann.

Zu den tagesabhängigen Schwankungen kommen laut Manseck et al. (125) starke Abweichungen der PSA-Werte sowohl innerhalb eines Testsystems als auch zwischen verschiedenen Assays. Die testabhängigen Variationen waren dabei größer als die tatsächlichen PSA-Veränderungen bei Patienten. Es wurde der Frage der Reproduzierbarkeit/Reliabilität der PSA-Messwerte nachgegangen, indem von 85 Männern mit PSA-Werten zwischen 3-8 µg/l die Messungen mit zwei verschiedenen Assays wiederholt wurden (Abbott IMx und Hybritech Tandem-E) (125). Die PSA-Werte variierten innerhalb eines Testsystems als auch zwischen den beiden Testsystemen sehr stark. Große Differenzen wurden in einer anderen aktuellen Studie nicht nur für die tPSA-Werte sondern auch für die %fPSA-Werte nachgewiesen (126).

Ansteigende PSA-Werte können somit nicht nur durch benigne oder maligne Prostataerkrankungen, sondern auch durch testabhängige Schwankungen und physiologische Tagesvariationen bedingt sein. Variationen der tPSA-Werte aufgrund verschiedener Testsysteme können in der vorliegenden Untersuchung ausgeschlossen werden, da die Bestimmung des Gesamt-PSA in allen Fällen mit dem selben Immunoassay durchgeführt wurde, dem PSA-IMMULITE® -Test.

5.1.2 Bewertung der ANN-Wert-Verlaufskurven

Unter Anwendung des ANN, welches neben dem tPSA-Wert zusätzlich die Parameter %fPSA, Alter, Prostatavolumen und DRU zur Risikokalkulation eines PCa einbezieht, ergibt sich nur bei 37% der 49 PCa-Patienten der erwartete ansteigende ANN-Wert-Kurvenverlauf. Weit mehr als die Hälfte der PCa-Patienten (63%) zeigt einen untypischen Verlauf (s. Abbildung 16). Fast ein Viertel (24%) weist im Kurvenverlauf mehrfach

Ausreißer und Schwankungen auf, so dass eine Beurteilung der ANN-Wert-Velocity als diagnostische Hilfe nicht sinnvoll erscheint. Es zeigt sich im direkten Vergleich der graphisch dargestellten tPSA- und ANN-Wert-Verläufe, dass in vielen Fällen nur eine der beiden Kurven deutlich für oder gegen das Vorliegen eines PCa oder einer BPH spricht, während der andere Kurvenverlauf nicht zur Erkennung beiträgt (s. Abbildungen 7-9). Während die Anzahl der PCa-Patienten mit einem typischerweise ansteigenden tPSA-Kurvenverlauf noch 70% beträgt, verringert sich die Anzahl derjenigen mit ansteigenden ANN-Wert-Verläufen um 32 Prozentpunkte auf nur 37%, was eine signifikant verminderte diagnostische Aussagekraft darstellt (vgl. Abbildung 14 und 16).

Abbildung 16: ANN-Wert-Verlauf mit prozentualem Anteil der PCa-Patienten mit typischen ansteigenden und untypischen (nicht ansteigenden) ANN-Verläufen.

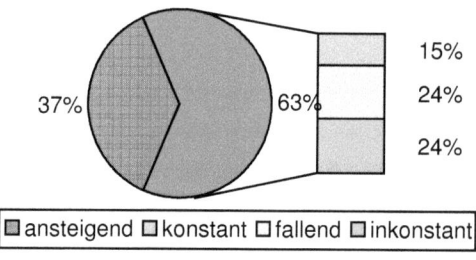

Bei den ANN-Werten der untersuchten BPH-Patienten haben ca. zwei Drittel der Patienten (67%) typische, konstante longitudinale ANN-Wert-Verläufe (s. Abbildung 17). Bei der Betrachtung der tPSA-Verläufe waren es aber nur 42% mit typischem Verlauf. Das entspricht einem Zuwachs von 25 Prozentpunkten bei Nutzung der ANN-Dynamik anstelle der tPSA-Dynamik (Vergleiche Abbildung 15 und 17). Die Anzahl der BPH-Patienten mit krankheitsuntypischen ANN-Wert-Verläufen reduzierte sich im Vergleich zu den zuvor beschriebenen 58% untypischer tPSA-Verläufe um 25 Prozentpunkte auf etwa ein Drittel (33%). Es reduzierte sich ebenfalls der Anteil der inkonstanten ANN-Wert-Verläufe (19%) in Relation zu den inkonstanten tPSA-Kurvenverläufen (25%).

Abbildung 17: ANN-Wert-Verlauf mit prozentualem Anteil der BPH-Patienten mit typischen konstanten und untypischen (nicht konstanten) ANN-Verläufen.

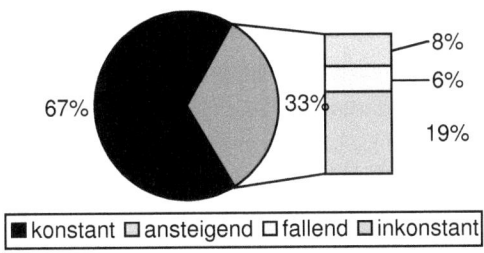

Die vorliegenden Daten veranschaulichen, dass die Auswertung der ANN- Verlaufskurven die PCa-Detektion nicht verbessern kann. Hingegen zeigt die Auswertung der ANN-Verlaufskurven von Patienten mit langjährig bekannter BPH, dass diese Patienten von der Bewertung der ANN-Velocity profitieren. Da sich in diesem Patientenkollektiv bei den ANN-Werten deutlich mehr krankheitstypische konstante und weniger untypische ansteigende oder inkonstante Verlaufskurven zeigen, könnte die ANN-Velocity zur verbesserten BPH-Prädiktion bzw. Abgrenzung der BPH gegenüber einem PCa verwendet werden. In der klinischen Praxis läge der Nutzen in der Vermeidung wiederholter Re-Biopsien bei BPH-Patienten mit erhöhten tPSA-Werten.

5.1.3 Berechnung der PSAV

Die Mediane der errechneten PSAV von PCa-Patienten und BPH-Patienten der vorliegenden Untersuchung unterscheiden sich signifikant. Der Median der „PSAV-Gesamtzeit" der PCa-Patienten liegt mit 1,24 µg/l/J signifikant über dem der BPH-Patienten, welcher 0,16 µg/l/J beträgt (p<0,0001). Ebenso sind die Medianwerte der „PSAV-12 Monate" mit 1,61 µg/l/J der PCa-Patienten gegenüber 0,04µg/l/J der BPH-Patienten signifikant unterschiedlich (p=0,0001). Diese Daten allein würden die PSAV zur Unterscheidung zwischen PCa und BPH eher favorisieren.

Die vorangehende Analyse der tPSA-Verlaufskurven (s. 5.1.1) hat jedoch gezeigt, dass durch die starke intraindividuelle Variabilität der PSA-Werte eine Berechnung der PSAV wenig zuverlässig ist zur PCa-Detektion.

In dem untersuchten Patientenkollektiv entspricht die Sensitivität der Testvalidität 70% für die „PSAV-Gesamtzeit", die Sensitivität der „PSAV-12 Monate" ist mit 65% etwas reduziert. Das bedeutet, dass 35% - mehr als jeder dritte PCa-Patient - in einer Screeninguntersuchung mit alleiniger Bestimmung der PSAV innerhalb der letzten 12 Monate nicht auffallen würde. Der Unterschied zwischen den Berechnungen zur „PSAV-Gesamtzeit" und „PSAV-12 Monate" ist ungleich höher bei den BPH-Patienten. Während 65% der BPH-Patienten eine konstante „PSAV-Gesamtzeit" aufweisen, trifft ein konstanter Verlauf der „PSAV-12 Monate" auf lediglich 32% der BPH-Patienten zu.

In der vorliegenden Studie liegt die Spezifität der Testvalidität zur Detektion eines PCa bei einem Grenzwert von 0,75 µg/l/J der „PSAV-Gesamtzeit" bei 79%, die Spezifität der „PSAV-12 Monate" lediglich bei 65%. Falsch-positive Befunde verursachen zwar nur unnötige Kosten, dennoch muss die Spezifität eines Tests hoch sein, da ansonsten zu viele Gesunde auffällige Werte aufweisen würden. Das Dilemma des Prostata-screenings ist eine zu hohe Rate an unnötig durchgeführten Prostatabiopsien. Die „PSAV-Gesamtzeit" weist in der vorliegenden Analyse zwar eine höhere Spezifität als die „PSAV-12 Monate" auf, beide Spezifitäten sind aber weiterhin unzureichend. Der Unterschied der beiden Werte im selben Patientenkollektiv veranschaulicht, wie wenig zuverlässig und variabel zugleich Berechnungen zur PSAV sind.

Im eigenen Patientenkollektiv war gerade die Kurzzeit-PSAV („PSAV-12 Monate") neben einer schwächeren Spezifität auch mit einem sehr viel schwächeren Vorhersagewert verbunden als die Langzeit-PSAV („PSAV-Gesamtzeit"). Während der positive prädiktive Wert der „PSAV-Gesamtzeit" mit 52% berechnet wurde, betrug er bei der „PSAV-12 Monate" lediglich 38%.

Anhand der Daten der eigenen Ergebnisse liefert weder die Langzeit-PSAV („PSAV-Gesamtzeit") noch die Kurzzeit-PSAV („PSAV-12 Monate") zur Prädiktion eines PCa im Einzelfall bessere Resultate im Vergleich zu anderen diagnostischen Methoden. Auch Lujan et al. (127) kamen 2001 zu diesem Fazit. Bei der Bestimmung der PSAV an 986 Screeningpatienten wurde zur Detektion eines PCa zwar eine Sensitivität von 85% und eine Spezifität von 95% errechnet, jedoch gab es auch eine sehr hohe Rate an Probanden, die eine Biopsie trotz gegebener Indikation abgelehnt hatten und somit aus der Berechnung herausfielen. Als Indikation zur Prostatabiopsie galt ein PSA >4 µg/l oder ein Grenzwert der PSAV von 0,7 µg/l/J. Nur 91 von 122 Männern ließen die indizierte Biopsie durchführen. Auch nach der Erhebung eines dritten tPSA-Wertes in der zweiten Screeningrunde waren nur 24 der 78 notwendigen Biopsien durchführbar. Darüber hinaus waren die Zeitabstände zwischen den einzelnen Messungen mit 639-852 Tagen sehr groß. Bei alleiniger Anwendung der PSAV wären zwei von fünf entdeckten PCa nicht detektiert worden. Die PSAV präsentierte sich somit im Vergleich mit anderen validen Alternativen als unakzeptabler diagnostischer Parameter.

Aktuell führten Thompson et al. (115) eine Analyse an 5.519 männlichen Probanden über die PSAV als Prädiktor für das PCa durch. Von jedem Probanden waren mindestens zwei PSA-Werte bekannt, welche in den drei Jahren vor einer Prostatabiopsie erhoben worden waren. Unter Einschluss der Variablen DRU, Alter, Familienanamnese und vorhergehender Biopsieergebnisse wurde eine Risiko-kalkulation durchgeführt. 1.211 Männer (21,9%) hatten in der Prostatabiopsie den Nachweis eines PCa. Die Variablen, die einen starken Vorhersagewert hatten, waren ein erhöhtes PSA, eine positive Familienanamnese und eine auffällige DRU. Die PSAV erbrachte keine unabhängige, prognostische Information.

Die ebenfalls aktuelle Untersuchung zur PSAV von Schröder et al. (128) mit Patientendaten der „European Randomized Study of Screening for Prostate Cancer" aus Rotterdam, erbrachte ebenfalls keine Verbesserung der diagnostischen Spezifität, Sensitivität und positiven Prädiktion durch die PSAV. Die Ergebnisse waren dabei unabhängig von den festgelegten Grenzwerten zwischen 0,25-1 µg/l/J (128). In der zweiten Screeningrunde nach vier Jahren war bei allen 588 Probanden die Detektionsrate des alleinigen PSA-Wertes mit einem Grenzwert von 4 µg/l deutlich besser im Vergleich zur PSAV.

Im Gegensatz dazu gibt es viele Untersuchungen zur PSAV, welche belegen, dass die PSAV ein nützlicher Screeningparameter sei. Nach den Ergebnissen von Lynn et al. (129) kann die Kurzzeit-PSAV zur Prädiktion eines PCa eingesetzt werden. Es wurde bei 197 Patienten mit einem PSA-Wert von 4-50 µg/l ein zweiter PSA-Wert vor Durchführung einer Biopsie erhoben. Das zeitliche mittlere PSA-Intervall betrug dabei 2,2 Monate. Es zeigte sich ein signifikanter Unterschied der PSAV von Nicht-Karzinom- und Karzinompatienten (p<0,05). Der zweite PSA-Wert hatte eine höhere Spezifität ohne Verlust der Sensitivität. Im PSA-Bereich zwischen 4-10 µg/l wurde durch Messung der Kurzintervall-PSAV über 2 Monate die Anzahl der negativen Biopsien um 17% gesenkt (129).

Anhand der beiden aktuellen Studien von Berger et al. (130) und Moul et al. (131) ist ersichtlich, dass insbesondere die PSAV der letzten beiden Jahre vor Diagnosestellung eines PCa offenbar die größte Aussagekraft besitzt. Berger et al. (116) publizierten bereits 2005 eine Analyse von longitudinalen PSA-Verläufen über zehn Jahre. Im Rahmen von

Screeninguntersuchungen wurde die präoperative PSAV von 353 PCa-Patienten und 2.462 Patienten ohne PCa verglichen. Es zeigte sich ein signifikanter Unterschied zwischen den Probanden ohne PCa mit einer mittleren PSAV von 0,03 µg/l/J und den PCa-Patienten mit einer mittleren PSAV von 0,41 µg/l/J. Kürzlich erweiterten Berger et al. (130) die Datenauswertung auf 528 PCa-Patienten und 4.272 Probanden ohne Malignität. Dort bestätigten sich die mittleren PSAV-Werte der PCa-Patienten (0,29 µg/l/J) und der Probanden ohne PCa (0,03 µg/l/J). Eine zeitliche Unterteilung der PSAV bei den PCa-Patienten ergab 8 bis 10 Jahre vor Diagnosestellung eines PCa eine PSAV von 0,225 µg/l/J verglichen mit 0,98 µg/l/J in den letzten beiden Jahren vor der Diagnose des PCa. Zusätzlich zeigten auch PCa-Patienten mit den Tumorstadien pT3-T4 (Median PSAV 0,53 µg/l/J) signifikant höhere PSAV-Werte als die PCa-Patienten mit organbegrenzten Tumorstadien (pT1-pT2, Median 0,32 µg/l/J; $p<0.001$). Diese Auswertung an 4.800 Männern lässt vermuten, dass die PSAV gerade in den letzten beiden Jahren vor der Diagnosestellung eines PCa an Bedeutung gewinnen könnte.

Eine weitere aktuelle Studie an 11.861 Männern von Moul et al. (131) mit insgesamt 1.654 PCa zeigt, dass ein Absenken des tPSA-Grenzwertes auf 2,0 µg/l und des Grenzwertes der PSAV auf 0,4 µg/l/J vor allem bei jüngeren Patienten die Karzinomdetektionsrate signifikant erhöht. Eine Unterteilung der PCa-Patienten in drei Altersgruppen von 50 bis 59, 60 bis 69 und von 70 bis79 Jahre ergab eine zunehmende Prävalenz von 8%, 14,9% und 17,9%. Die Autoren postulierten, dass die Balance zwischen Krebsdetektion und Vermeidung unnötiger Biopsien unter anderem mit der Berücksichtigung des Patientenalters verbessert werden kann (131). Limitierend für diese Studie ist allerdings die Begrenzung auf einen maximal zweijährigen PSA-Verlauf mit meist nur zwei PSA-Messungen pro Patient (131) und der Ausschluss von ca. 45% der Männer (5.381 von 11.861 Männern) mit einer PSAV ≤0 und von ca. 30% (504 von 1.654) der PCa-Patienten, welche keinen Anstieg der PSAV verzeichneten (132).

Im Gegensatz zu den Ergebnissen der vorliegenden Arbeit (79% Spezifität für die „PSAV-Gesamtzeit" bzw. 65% für die „PSAV-12 Monate") präsentierten Carter et al. (133) in ihrer 1992 veröffentlichten Analyse über die PSAV als Screeningmethode bei einem Grenzwert der PSAV von 0,75 µg/l/J eine Spezifität von 90%, welche signifikant höher als die des alleinigen tPSA-Wertes war. Das Ergebnis basiert allerdings auch auf einer Studie mit einer Fallzahl von lediglich 18 PCa-Patienten (133).

Eine weitere aktuelle Untersuchung an 493 Männern von Concato et al (134) zur PSAV ergab bei einem Grenzwert von 0,75 µg/l/J eine Testsensitivität von 75,5%. Bei Männern mit PSA-Werten <4 µg/l sank die Sensitivität jedoch auf 48,1%. Der geschätzte positive prädiktive Wert für die PSAV dieser Studie war sogar nur 5% (134). Der positive prädiktive Wert, welche die Zuverlässigkeit einer Untersuchung beschreibt, Kranke auch wirklich als krank zu erkennen, liegt in der eigenen Untersuchung für die „PSAV-Gesamtzeit" zwar bei 52%, er entspricht bei der berechneten „PSAV-12 Monate" allerdings nur 38%. Zur Verfeinerung der Biopsieindikation birgt die Berechnung der PSAV demnach keinen Vorteil, da die diagnostische Genauigkeit bisheriger Screeninguntersuchungen nicht übertroffen wird. Der diagnostische Vorhersagewert des tPSA in Kombination mit %fPSA ist insbesondere im tPSA-Bereich zwischen 4 und 10 µg/l höher (135).

Potter und Carter (136) veröffentlichten Daten, welche der PSAV eine wichtige Rolle in der Früherkennung des PCa zuschreibt. Ihrer Aussage nach hätten bei Messung von zwei oder mehr tPSA-Werten über einen Zeitraum von 1,5-2 Jahren 95% der untersuchten Männer ohne PCa eine PSAV <0,75 µg/l/J. Im Vergleich dazu zeigen in der vorliegenden Arbeit im letzten Jahr vor Diagnosestellung nur 64% der untersuchten Männer ohne PCa eine PSAV <0,75 µg/l/J. Potter und Carter (136) fanden bei ca. 70% der PCa-Patienten PSAV >0,75 µg/l/J, welches mit den eigenen Daten vergleichbar ist. In der vorliegenden Untersuchung hatten 65% der PCa-Patienten in den letzten 12 Monaten vor Diagnosestellung eine PSAV >0,75 µg/l/J.

Die Daten der 1998 von Ito et al. (137) veröffentlichten Analyse beschreiben, dass eine PSAV von ≥0,75 µg/l/J signifikant mit einem erhöhten Karzinomrisiko verbunden sei und sich bei diesem Grenzwert die Sensitivität und Spezifität maximieren ließe. Dieses lässt sich anhand der eigenen Daten nicht bestätigen. 2002 veröffentlichten Ito et al. (138) erneut Ergebnisse einer Untersuchung an 4.883 Männern mit zwei oder mehr PSA-Werten und initialem PSA-Wert zwischen 1-4 µg/l. Sie kamen zu dem Schluss, dass die diagnostische Genauigkeit eines Prostatascreenings durch Anwendung der PSAV im Niedrig-PSA-Bereich verbessert werden kann. Sie empfehlen die Anwendung eines Grenzwertes von 0,3 µg/l/J bei initialem PSA-Wert zwischen 1-1,9 µg/l/J und von 0,75 µg/l/J bei initialen PSA-Werten zwischen 2-4 µg/l/J. Allerdings erreichten sie mit diesen Grenzwerten nur eine maximale Sensitivität von 46% (138).

Fang et al. (139) führten PSA-Serienmessungen bei 89 Männern im PSA-Bereich zwischen 2 und 4 µg/l über mindestens 18 Monate durch. Bei dem von ihnen als optimal errechnetem Grenzwert der PSAV von 0,1 µg/l/J ergab sich bei einer Sensitivität von 81% eine Spezifität von 50%. Mittels der Kaplan-Meier Überlebensanalyse berechneten sie die Wahrscheinlichkeit karzinomfrei zu bleiben (139). Gemäß ihrer Berechnung beträgt bei einer PSAV <0,1 µg/l/J die Wahrscheinlichkeit nach zehn Jahren karzinomfrei zu sein 97,1% und 35,2% bei einer PSAV ≥0,1 µg/l/J. Sie beschreiben ebenfalls einen Nutzen der PSAV in der Risikoabschätzung von Männern mit niedrigen PSA-Werten.

Im Gegensatz dazu kamen Ciatto et al. (140) bei ihrer Untersuchung in Italien an 1.666 gesunden Probanden zu dem Ergebnis einer breiten Variabilität der PSA-Werte gerade im Niedrig-PSA-Bereich. Dennoch sehen die Untersucher die PSAV als wertvollen Indikator in der Diagnostik des PCa im Rahmen eines Screenings. Der bisher empfohlene Grenzwert von 0,75 µg/l/J hätte bei ihren Probanden zwar nur 42 der 1.648 gesunden Probanden eingeschlossen (Spezifität 97,5%), allerdings auch acht der 18 PCa-Patienten nicht erkannt (Sensitivität 55,5%). Als besten Grenzwert empfehlen die Autoren analog zu Fang et al. (139) ebenfalls einen Grenzwert von 0,1 µg/l/J (140). So hätten bei Erkennung aller PCa-Patienten bei 27,9% der gesunden Probanden mit PSA-Werten ≥2,5 µg/l und bei 22,7% der gesunden Probanden mit PSA-Werten ≥4 µg/l eine Biopsie vermieden werden können. Die mittlere PSAV bei gesunden Probanden wurde mit 0,07 µg/l/J berechnet, während die PSAV bei den 18 PCa-Patienten mit 1,16 µg/l/J angegeben wurde (140). In die Berechnung der PSAV wurden in dieser Analyse allerdings nur zwei PSA-Werte im Abstand von vier Jahren verwendet (140).

Singh R. et al. (141) beschreiben ebenfalls durch wiederholte PSA-Messungen die Möglichkeit einer Senkung der Biopsierate. Sie führten bei 101 symptomatischen Männern mit erhöhten PSA-Werten eine Wiederholung der PSA-Messung durch. Bei 35 dieser Patienten war bereits der zweite PSA-Wert im Normbereich. Bei 66 Patienten mit erhöhtem zweitem PSA-Wert wurde bioptisch kein PCa nachgewiesen und bei der Hälfte dieser Patienten war nach zwei Jahren der dann gemessene PSA-Wert im Normbereich. Neben der wiederholten PSA-Messung trägt auch die Anwendung des ANN zur Senkung der Biopsierate bei (142). In der klinischen Routine bietet dies den Vorteil einer direkten Einschätzungsmöglichkeit des Karzinomrisikos.

Diskutiert werden auch altersadaptierte Grenzwerte der PSAV, da mit dem Alter neben dem PSA-Wert auch die PSAV ansteigen soll (143). Loeb et al. (143) fanden in ihrer Untersuchung an 6.844 Männern, dass unter dem traditionellen PSAV-Grenzwert von 0,75 µg/l/J bei Männern unter 60 Jahren 48% der PCa übersehen werden. Sie empfehlen einen Grenzwert von 0,4 µg/l/J in dieser Alterskategorie und erreichen damit eine Spezifität von 81,2%, eine Sensitivität von 67,3% und einen positiven prädiktiven Wert von 16%. Diese Werte galten auch für die niedrigen PSA-Bereiche <2,5 µg/l.

Auch eine Assoziation zwischen dem initialen PSA-Level und der Höhe der PSAV wurde gefunden (144), so dass für hohe Ausgangs-PSA-Werte auch die Wahrscheinlichkeit des Überschreitens eines Grenzwertes der PSAV von 2 µg/l/J signifikant steigt (p<0,0001).

Bislang liegt keine einheitliche Definition bzw. einheitliche Messmethode der PSAV vor, was eine Vergleichbarkeit der Studienergebnisse erschwert. Bei der genauen Analyse der Methodiken vorliegender Arbeiten, welche eine Korrelation eines rapiden PSA-Anstiegs mit der Präsenz eines PCa und dem Vorhandensein von Metastasen zeigten (116;129;133;136-140;143;145-147), sind eine Vielzahl methodischer Differenzen sichtbar, welche im Folgenden erörtert werden sollen.

Einige Untersucher beschreiben einen linearen Anstieg der tPSA-Werte über einen Zeitraum unter Anwendung der Formel PSAV = PSA-Differenz/Zeitintervall zwischen den Messungen (140;146;148). Andere Autoren verwenden lineare (149) bzw. nichtlineare (136;150-152) Regressionsanalysen zur Bestimmung der PSAV aus mehreren Werten. Ebenfalls wird der longitudinale tPSA-Verlauf anhand eines Vergleiches der mittleren PSA-Werte von Patienten mit einer zehnjährigen PSA-Historie mit dem letzten PSA-Wert vor der Diagnosestellung beschrieben (116). Teilweise erfolgt keine klare Angabe der gewählten Methode (123). Svatek et al. (153) verglichen verschiedene Methoden zur PSAV-Bestimmung und kamen zu dem Ergebnis, dass Modelle mit zufälligen Koeffizienten zuverlässigere Resultate liefern als lineare Regressionsmodelle.

Es ist bekannt, dass alle Biomarker und somit auch der Serummarker tPSA eine gewisse biologische Variationsbreite haben. Das tPSA hat teilweise sogar erhebliche tageszeitliche sowie messtechnisch- bzw. situationsbedingte Schwankungen (124). Die oben genannten Messmethoden haben keine Möglichkeit diese Variationen im tPSA-Verlauf eines Patienten zu identifizieren oder zu differenzieren. Zu diesem Ergebnis kamen auch Svatek et al. (153) bei der kritischen Analyse der verschiedenen Methoden zur Bestimmung der PSA-Verdopplungszeit.

Eine Vergleichsanalyse zwischen verschiedenen einfacheren Methoden zur Bestimmung der PSAV (jährlicher Anstieg aus zwei tPSA-Werten bzw. lineare Regressionsanalysen für mindestens drei tPSA-Werte) führten Yu et al. (119) durch. Vergleichbare Resultate wurden nur erzielt, wenn bei der Berechnung nur tPSA-Werte aus dem letzten 12-Monatsintervall vor Diagnosestellung berücksichtigt wurden.

Bei der hier vorliegenden eigenen Untersuchung stellte sich ebenfalls das Problem der Festlegung einer Methode zur Berechnung der PSAV. Bei der Betrachtung der tPSA-Verläufe der untersuchten 199 Patienten war ersichtlich, dass viele der tPSA-Verläufe der

PCa-Patienten und BPH-Patienten weder linear oder exponential noch konstant sind. Aufgrund zahlreicher Abweichungen der gemessenen tPSA-Werte im gesamten tPSA-Verlauf bei vielen Patienten ist eine mathematische Analyse der PSAV mit verschiedenen zum Teil komplexen Rechenmodellen zwar möglich, aber die Aussagekraft bleibt fragwürdig.

Wie die Literaturanalyse zeigt, ist die Thematik sehr komplex, nicht zuletzt aufgrund der verschiedenen Faktoren, welche einen einzelnen PSA-Wert beeinflussen. Die Empfehlungen und Ergebnisse bisheriger Studien sind unterschiedlich und dadurch schwer interpretierbar. Für den Zweck eines Massenscreenings sind jedoch klare Richtlinien zur Anwendung eines Parameters in der täglichen klinischen Praxis gefordert, welche von der PSAV derzeit anhand der eigenen Daten nicht ausreichend erfüllt werden.

5.2 Schlussfolgerung und Ausblick

Nach den Erkenntnissen dieser Studie an 199 Patienten ist die Beurteilung longitudinaler PSA-Verläufe mit oder ohne Berechnung der PSAV zur Detektion eines PCa nicht hilfreich. Die Rate der Patienten, welche nachgewiesenermaßen ein PCa haben ohne korrespondierende ansteigende tPSA-Kurve liegt bei 30%, die Rate der PCa-Patienten ohne ansteigende ANN-Kurve sogar bei 62%. Beides birgt zur Detektion eines PCa keinen Vorteil im Vergleich zur Bewertung bisheriger Screeningmethoden, wenn die Entscheidung zu einer Prostatabiopsie ansteht. Die Berechnung der PSAV ist ungeeignet, da 25% der BPH-Patienten und 16% der PCa-Patienten mit stark abweichenden einzelnen Werten nicht sinnvoll in eine Analyse integriert werden können.

Die in der Einleitung gestellte Frage, ob die PSAV als diagnostischer Parameter zur Detektion eines PCa eingesetzt werden kann, muss demzufolge verneint werden. Obwohl der Grenzwert der PSAV derzeit kontrovers mit Nutzen (130;131) und ohne weiteren Nutzen bei der PCa-Detektion debattiert wird (115;128;154), erscheint zumindest eine Absenkung von ursprünglich 0,75 µg/l/J auf 0,4 oder sogar 0,3 µg/l/J sinnvoll. Zu beachten ist aber bei einem PSA-Anstieg von nur 0,3 oder 0,4 µg/l innerhalb eines Jahres, dass die biologische Variation bzw. testabhängige Differenz des PSA-Wertes diesen Anstieg ebenfalls mit verursachen kann. Eine testabhängige Ursache konnte, bedingt durch die ausschließliche Verwendung des IMMULITE PSA und fPSA Testsystems, bei den eigenen untersuchten Patienten ausgeschlossen werden. Auch sollten mindestens drei Werte im entsprechenden Zeitabstand zur sinnvollen Beurteilung eines tatsächlichen PSA-Verlaufs vorliegen, da bei nur 2 Werten der tatsächliche Verlauf kaum abschätzbar ist und eine noch höhere Rate an Fehlklassifikationen verursachen könnte.

Dennoch könnte eine mögliche Konsequenz der vorliegenden Ergebnisse eine Reduktion unnötiger Biopsien sein - durch Auswertung der ANN-Velocity bei Patienten mit bekannter BPH und wiederholten PSA-Kontrollen. Hier konnte die Rate der Patienten mit einem stabilen PSA-Verlauf mit Hilfe des ANN von 42% auf 67% um 25 Prozentpunkte verbessert werden, welches also ca. einem Viertel der BPH-Patienten kurzfristige Wiederholungsbiopsien ersparen würde.

Einen Ausblick für die zukünftige Nutzung der PSAV zeigen Studien, welche diese nicht als diagnostischen Parameter zur Detektion eines PCa, sondern als Prognosefaktor bei bereits bekanntem PCa untersuchen. So wurde die PSAV in zahlreichen Untersuchungen erfolgreich als prädiktiver Marker für die Krankheitsprognose von Patienten mit einem bekannten PCa in verschiedenen Stadien bewertet (148;149;151;152;155-157). Bei bekanntem PCa wurde retrospektiv die präoperative PSAV errechnet um der Frage nachzugehen, ob diese vor Therapiebeginn sinnvoll zur Risikostratifizierung ist.

Auch posttherapeutisch wurde die PSAV untersucht, ob sie sich zur Risikoabschätzung eines Tumorrezidivs eignet. Nach den Ergebnissen von D´Amico et al. (148) ist die PSAV mit der Prognose des lokalisierten PCa assoziiert. Dazu wurden über einen Zeitraum von 5,1 Jahren Untersuchungen bei 1.095 Männern mit lokalisiertem PCa durchgeführt. Eine präoperative PSAV >2 µg/l/J und nachfolgende radikaler Prostatektomie war mit einer signifikant kürzeren Überlebenszeit assoziiert, verglichen mit einer langsameren PSAV von ≤2 µg/l in dem Jahr vor Diagnosestellung (148). Dies lässt die Vermutung zu, dass trotz Therapie eine hohe PSAV mit einem höheren Risiko verbunden ist, an einem PCa zu versterben.

Allerdings gibt es auch hier widersprüchliche Ergebnisse. So kamen Freedland et al. (158) und Thiel et al. (159) zu dem Ergebnis, dass die präoperative PSAV keine Vorhersagekraft über das Staging oder die Prognose der Patienten nach radikaler Prostatektomie zulässt. Bei der retrospektiven Analyse von Thiel und Kollegen (159) von 368 Männern, die radikal prostatektomiert wurden, war kein Zusammenhang zwischen T-Stadium, PSA-Wert bei Diagnose, PSAV und pathologischem Stadium feststellbar. Laut den Ergebnissen dieser Studie hat die PSAV einen schwachen Vorhersagewert über die histologischen Parameter eines PCa (159).

Künftige Forschungen in diesem Bereich werden folgen, jedoch muss auch hier das Problem der stark intraindividuell schwankenden PSA-Werte berücksichtigt werden.

6 Zusammenfassung

Die Indikation zur Prostatastanzbiopsie ist häufig schwierig zu stellen. Etablierte Methoden zur Detektion des PCa wie das PSA und die DRU führen zu einer hohen Anzahl unnötiger weiterführender Untersuchungen und Behandlungen. Die Effektivität des Screenings beim PCa ist ebenfalls unbewiesen.

Mit dem Ziel einer verbesserten Karzinomvorhersage erfolgte in der vorliegenden Arbeit eine Betrachtung der PSA-Dynamik und ANN-Wert-Dynamik anstelle der alleinigen Nutzung eines starren PSA-Schwellenwertes.

Von 199 PCa- und BPH-Patienten erfolgte die Klassifikation der langzeitigen Verläufe der prätherapeutischen PSA-Werte und ANN-Endwerte, welche durch das artifizielle neuronale Netzwerk „ProstataClass" ermittelt wurden. Eine separate Differenzierung der Patienten anhand der berechneten Langzeit- und Kurzzeit-PSA-Anstiegsgeschwindigkeit während der gesamten Beobachtungszeit und während der letzten 12 Monate vor histologischer Diagnosestellung wurde ebenfalls vorgenommen.

Bei Betrachtung der PSA-Verläufe zeigen insgesamt mehr als die Hälfte (61%) der untersuchten Patienten für ihre Prostataerkrankung untypische PSA-Verläufe und fast ein Viertel (23%) stark intraindividuell variable PSA-Werte, so dass die Betrachtung der PSA-Dynamik als diagnostischer Vorhersagewert keinen diagnostischen Vorteil bietet. Während bei den ANN-Verläufen der Karzinompatienten kein Spezifitätsgewinn gegenüber den PSA-Verläufen festgestellt wurde, hatten etwa ein zusätzliches Viertel aller BPH-Patienten einen typischen ANN-Wert-Verlauf. Somit könnte anhand der Betrachtung der ANN-Velocity im Vergleich zur PSA-Velocity eine Senkung der Biopsierate bei BPH-Patienten erzielt werden. Die Berechnung der PSAV erfasst nicht die intraindividuellen Variabilitäten der PSA-Werte und erbringt auch unabhängig von diesem Kritikpunkt keine Verbesserung der Spezifität oder Sensitivität in der PCa-Diagnostik, verglichen mit konventionellen Diagnosemethoden.

7 Literaturverzeichnis

1. Jemal A, Siegel R, Ward E, Murray T, Xu J, Thun MJ. Cancer statistics, 2007. CA Cancer J Clin 2007;57:43-66.

2. Labrie F, Candas B, Dupont A, Cusan L, Gomez JL, Suburu RE et al. Screening decreases prostate cancer death: first analysis of the 1988 Quebec prospective randomized controlled trial. Prostate 1999;38:83-91.

3. Labrie F, Candas B, Cusan L, Gomez JL, Belanger A, Brousseau G et al. Screening decreases prostate cancer mortality: 11-year follow-up of the 1988 Quebec prospective randomized controlled trial. Prostate 2004;59:311-8.

4. Bartsch G, Horninger W, Klocker H, Reissigl A, Oberaigner W, Schonitzer D et al. Prostate cancer mortality after introduction of prostate-specific antigen mass screening in the Federal State of Tyrol, Austria. Urology 2001;58:417-24.

5. Oberaigner W, Horninger W, Klocker H, Schonitzer D, Stuhlinger W, Bartsch G. Reduction of prostate cancer mortality in Tyrol, Austria, after introduction of prostate-specific antigen testing. Am J Epidemiol 2006;164:376-84.

6. Concato J, Wells CK, Horwitz RI, Penson D, Fincke G, Berlowitz DR et al. The effectiveness of screening for prostate cancer: a nested case-control study. Arch Intern Med 2006;166:38-43.

7. van der Cruijsen-Koeter I, Vis AN, Roobol MJ, Wildhagen MF, De Koning HJ, van der Kwast TH, Schroder FH. Comparison of screen detected and clinically diagnosed prostate cancer in the European randomized study of screening for prostate cancer, section rotterdam. J Urol 2005;174:121-5.

8. de Vries SH, Postma R, Roemeling S, Otto S, De Koning HJ, Schroder FH. Overall and disease-specific survival of patients with screen-detected prostate cancer in the European randomized study of screening for prostate cancer, section rotterdam. Eur Urol 2007;51:366-74.

9. Stephan C, Jung K, Cammann H, Vogel B, Brux B, Kristiansen G et al. An artificial neural network considerably improves the diagnostic power of percent free prostate-specific antigen in prostate cancer diagnosis: Results of a 5-year investigation. Int J Cancer 2002;99:466-73.

10. Sakr WA, Grignon DJ, Haas GP, Heilbrun LK, Pontes JE, Crissman JD. Age and racial distribution of prostatic intraepithelial neoplasia. Eur Urol 1996;30:138-44.

11. Franks LM. Latent carcinoma of the prostate. J Pathol Bacteriol 1954;68:603-16.

12. Hankey BF, Feuer EJ, Clegg LX, Hayes RB, Legler JM, Prorok PC et al. Cancer surveillance series: interpreting trends in prostate cancer--part I: Evidence of the

effects of screening in recent prostate cancer incidence, mortality, and survival rates. J Natl Cancer Inst 1999;91:1017-24.

13. Kramer BS, Brown ML, Prorok PC, Potosky AL, Gohagan JK. Prostate cancer screening: what we know and what we need to know. Ann Intern Med 1993;119:914-23.

14. Carroll P, Coley C, McLeod D, Schellhammer P, Sweat G, Wasson J et al. Prostate-specific antigen best practice policy--part I: early detection and diagnosis of prostate cancer. Urology 2001;57:217-24.

15. Smith RA, von Eschenbach AC, Wender R, Levin B, Byers T, Rothenberger D et al. American Cancer Society guidelines for the early detection of cancer: update of early detection guidelines for prostate, colorectal, and endometrial cancers. Also: update 2001--testing for early lung cancer detection. CA Cancer J Clin 2001;51:38-75.

16. Ablin RJ, Soanes WA, Bronson P, Witebsky E. Precipitating antigens of the normal human prostate. J Reprod Fertil 1970;22:573-4.

17. Hara M, Koyanagi Y, Inoue T, Fukuyama T. Some physico-chemical characteristics of " -seminoprotein", an antigenic component specific for human seminal plasma. Forensic immunological study of body fluids and secretion. Nippon Hoigaku Zasshi 1971;25:322-4.

18. Li TS, Beling CG. Isolation and characterization of two specific antigens of human seminal plasma. Fertil Steril 1973;24:134-44.

19. Sensabaugh GF. Isolation and characterization of a semen-specific protein from human seminal plasma: a potential new marker for semen identification. J Forensic Sci 1978;23:106-15.

20. Wang MC, Papsidero LD, Kuriyama M, Valenzuela LA, Murphy GP, Chu TM. Prostate antigen: a new potential marker for prostatic cancer. Prostate 1981;2:89-96.

21. Wang MC, Valenzuela LA, Murphy GP, Chu TM. Purification of a human prostate specific antigen. Invest Urol 1979;17:159-63.

22. Kuriyama M, Wang MC, Lee CI, Papsidero LD, Killian CS, Inaji H et al. Use of human prostate-specific antigen in monitoring prostate cancer. Cancer Res 1981;41:3874-6.

23. Brawer MK, Chetner MP, Beatie J, Buchner DM, Vessella RL, Lange PH. Screening for prostatic carcinoma with prostate specific antigen. J Urol 1992;147:841-5.

24. Catalona WJ, Smith DS, Ratliff TL, Basler JW. Detection of organ-confined prostate cancer is increased through prostate-specific antigen-based screening. JAMA 1993;270:948-54.

25. Bunting PS. A guide to the interpretation of serum prostate specific antigen levels. Clin Biochem 1995;28:221-41.

26. Riegman PH, Vlietstra RJ, van der Korput JA, Romijn JC, Trapman J. Characterization of the prostate-specific antigen gene: a novel human kallikrein-like gene. Biochem Biophys Res Commun 1989;159:95-102.

27. Lilja H, Oldbring J, Rannevik G, Laurell CB. Seminal vesicle-secreted proteins and their reactions during gelation and liquefaction of human semen. J Clin Invest 1987;80:281-5.

28. Ward AM, Catto JW, Hamdy FC. Prostate specific antigen: biology, biochemistry and available commercial assays. Ann Clin Biochem 2001;38:633-51.

29. Miller DC, Hafez KS, Stewart A, Montie JE, Wei JT. Prostate carcinoma presentation, diagnosis, and staging: an update form the National Cancer Data Base. Cancer 2003;98:1169-78.

30. Stenman UH. Prostate-specific antigen, clinical use and staging: an overview. Br J Urol 1997;79 Suppl 1:53-60.

31. Stamey TA, Yang N, Hay AR, McNeal JE, Freiha FS, Redwine E. Prostate-specific antigen as a serum marker for adenocarcinoma of the prostate. N Engl J Med 1987;317:909-16.

32. Benson MC, Whang IS, Pantuck A, Ring K, Kaplan SA, Olsson CA, Cooner WH. Prostate specific antigen density: a means of distinguishing benign prostatic hypertrophy and prostate cancer. J Urol 1992;147:815-6.

33. Stamey TA, Kabalin JN, McNeal JE, Johnstone IM, Freiha F, Redwine EA, Yang N. Prostate specific antigen in the diagnosis and treatment of adenocarcinoma of the prostate. II. Radical prostatectomy treated patients. J Urol 1989;141:1076-83.

34. Partin AW, Carter HB, Chan DW, Epstein JI, Oesterling JE, Rock RC et al. Prostate specific antigen in the staging of localized prostate cancer: influence of tumor differentiation, tumor volume and benign hyperplasia. J Urol 1990;143:747-52.

35. Catalona WJ, Hudson MA, Scardino PT, Richie JP, Ahmann FR, Flanigan RC et al. Selection of optimal prostate specific antigen cutoffs for early detection of prostate cancer: receiver operating characteristic curves. J Urol 1994;152:2037-42.

36. Catalona WJ, Richie JP, Ahmann FR, Hudson MA, Scardino PT, Flanigan RC et al. Comparison of digital rectal examination and serum prostate specific antigen in the early detection of prostate cancer: results of a multicenter clinical trial of 6,630 men. J Urol 1994;151:1283-90.

37. Catalona WJ, Smith DS, Ratliff TL, Dodds KM, Coplen DE, Yuan JJ et al. Measurement of prostate-specific antigen in serum as a screening test for prostate cancer. N Engl J Med 1991;324:1156-61.

38. Thompson IM, Pauler DK, Goodman PJ, Tangen CM, Lucia MS, Parnes HL et al. Prevalence of prostate cancer among men with a prostate-specific antigen level < or =4.0 ng per milliliter. N Engl J Med 2004;350:2239-46.

39. Thompson IM, Ankerst DP, Chi C, et al. Operating characteristics of prostate-specific antigen in men with an initial PSA level of 3.0 ng/ml or lower. JAMA 2005;294:66.

40. Christensson A, Björk T, Nilsson O, Dahlen U, Matikainen MT, Cockett AT et al. Serum prostate specific antigen complexed to alpha 1-antichymotrypsin as an indicator of prostate cancer. J Urol 1993;150:100-5.

41. Lilja H, Christensson A, Dahlen U, Matikainen MT, Nilsson O, Pettersson K, Lövgren T. Prostate-specific antigen in serum occurs predominantly in complex with alpha 1-antichymotrypsin. Clin Chem 1991;37:1618-25.

42. Stenman UH, Leinonen J, Alfthan H, Rannikko S, Tuhkanen K, Alfthan O. A complex between prostate-specific antigen and alpha 1-antichymotrypsin is the major form of prostate-specific antigen in serum of patients with prostatic cancer: assay of the complex improves clinical sensitivity for cancer. Cancer Res 1991;51:222-6.

43. Lein M, Stephan C, Jung K, Schnorr D, Loening SA. [Molecular forms of prostate-specific antigen and human kallikrein 2 as possible indicators in prostatic carcinoma diagnosis]. Urologe A 2000;39:313-23.

44. Stephan C, Jung K, Lein M, Sinha P, Schnorr D, Loening SA. Molecular forms of prostate-specific antigen and human kallikrein 2 as promising tools for early diagnosis of prostate cancer. Cancer Epidemiol Biomarkers Prev 2000;9:1133-47.

45. Lilja H, Haese A, Björk T, Friedrich MG, Piironen T, Pettersson K et al. Significance and metabolism of complexed and noncomplexed prostate specific antigen forms, and human glandular kallikrein 2 in clinically localized prostate cancer before and after radical prostatectomy. J Urol 1999;162:2029-34.

46. Stephan C, Jung K, Diamandis EP, Rittenhouse HG, Lein M, Loening SA. Prostate specific antigen, its molecular forms, and other kallikrein markers for detection of prostate cancer. Urology 2002;59:2-8.

47. Stenman UH, Leinonen J, Zhang WM, Finne P. Prostate-specific antigen. Semin Cancer Biol 1999;9:83-93.

48. Bangma CH, Rietbergen JB, Kranse R, Blijenberg BG, Petterson K, Schroder FH. The free-to-total prostate specific antigen ratio improves the specificity of prostate specific antigen in screening for prostate cancer in the general population. J Urol 1997;157:2191-6.

49. Catalona WJ, Smith DS, Ornstein DK. Prostate cancer detection in men with serum PSA concentrations of 2.6 to 4.0 ng/mL and benign prostate examination. Enhancement of specificity with free PSA measurements. JAMA 1997;277:1452-5.

50. Catalona WJ, Partin AW, Slawin KM, Brawer MK, Flanigan RC, Patel A et al. Use of the percentage of free prostate-specific antigen to enhance differentiation of prostate cancer from benign prostatic disease: a prospective multicenter clinical trial. JAMA 1998;279:1542-7.

51. Jung K, Stephan C, Lein M, Henke W, Schnorr D, Brux B et al. Analytical performance and clinical validity of two free prostate-specific antigen assays compared. Clin Chem 1996;42:1026-33.

52. Partin AW, Catalona WJ, Southwick PC, Subong EN, Gasior GH, Chan DW. Analysis of percent free prostate-specific antigen (PSA) for prostate cancer detection: influence of total PSA, prostate volume, and age. Urology 1996;48:55-61.

53. Van Cangh PJ, De Nayer P, De Vischer L, Sauvage P, Tombal B, Lorge F et al. Free to total prostate-specific antigen (PSA) ratio improves the discrimination between prostate cancer and benign prostatic hyperplasia (BPH) in the diagnostic gray zone of 1.8 to 10 ng/mL total PSA. Urology 1996;48:67-70.

54. Catalona WJ, Smith DS, Wolfert RL, Wang TJ, Rittenhouse HG, Ratliff TL, Nadler RB. Evaluation of percentage of free serum prostate-specific antigen to improve specificity of prostate cancer screening. JAMA 1995;274:1214-20.

55. Catalona WJ. Clinical utility of measurements of free and total prostate-specific antigen (PSA): a review. Prostate Suppl 1996;7:64-9.

56. Woodrum DL, Brawer MK, Partin AW, Catalona WJ, Southwick PC. Interpretation of free prostate specific antigen clinical research studies for the detection of prostate cancer. J Urol 1998;159:5-12.

57. Jung K, Stephan C, Elgeti U, Lein M, Brux B, Kristiansen G et al. Molecular forms of prostate-specific antigen in serum with concentrations of total prostate-specific antigen <4 µg/l - are they useful tools for early detection and screening of prostate cancer? Int J Cancer 2001;93:759-65.

58. Catalona WJ, Partin AW, Finlay JA, Chan DW, Rittenhouse HG, Wolfert RL, Woodrum DL. Use of percentage of free prostate-specific antigen to identify men at high risk of prostate cancer when PSA levels are 2.51 to 4 ng/mL and digital rectal examination is not suspicious for prostate cancer: an alternative model. Urology 1999;54:220-4.

59. Roehl KA, Antenor JA, Catalona WJ. Robustness of free prostate specific antigen measurements to reduce unnecessary biopsies in the 2.6 to 4.0 ng./ml. range. J Urol 2002;168:922-5.

60. Oesterling JE, Jacobsen SJ, Chute CG. Serum prostate-specific antigen in a community-based population of healthy men: Establishment of age-specific reference ranges. JAMA 1993;270:860-6.

61. McConnell JD, Barry MJ, Bruskewitz RC. Benign prostatic hyperplasia: diagnosis and treatment. Agency for Health Care Policy and Research. Clin Pract Guidel Quick Ref Guide Clin 1994;8:1-17.

62. Stephan C, Cammann H, Meyer HA, Lein M, Jung K. PSA and new biomarkers within multivariate models to improve early detection of prostate cancer. Cancer Lett 2007;249:18-29.

63. Stephan C, Jung K, Lein M, Schnorr D, Loening SA. The ratio of free to total prostate specific antigen in serum is correlated to the prostate volume. Int J Cancer 1996;67:461-2.

64. Stamey TA, Caldwell M, McNeal JE, Nolley R, Hemenez M, Downs J. The prostate specific antigen era in the United States is over for prostate cancer: What happened in the last 20 years? J Urol 2004;172:1297-301.

65. Stephan C, Lein M, Jung K, Schnorr D, Loening SA. The influence of prostate volume on the ratio of free to total prostate specific antigen in serum of patients with prostate carcinoma and benign prostate hyperplasia. Cancer 1997;79:104-9.

66. Haese A, Graefen M, Noldus J, Hammerer P, Huland E, Huland H. Prostatic volume and ratio of free-to-total prostate specific antigen in patients with prostatic cancer or benign prostatic hyperplasia. J Urol 1997;158:2188-92.

67. Brawer MK, Aramburu EA, Chen GL, Preston SD, Ellis WJ. The inability of prostate specific antigen index to enhance the predictive the value of prostate specific antigen in the diagnosis of prostatic carcinoma. J Urol 1993;150:369-73.

68. Benson MC, Whang IS, Olsson CA, McMahon DJ, Cooner WH. The use of prostate specific antigen density to enhance the predictive value of intermediate levels of serum prostate specific antigen. J Urol 1992;147:817-21.

69. Catalona WJ, Southwick PC, Slawin KM, Partin AW, Brawer MK, Flanigan RC et al. Comparison of percent free PSA, PSA density, and age-specific PSA cutoffs for prostate cancer detection and staging. Urology 2000;56:255-60.

70. Rodriguez-Patron RR, Mayayo DT, Gonzalez GA, Zuccarino AL, Garcia GR, Cuesta RC. [Can indexes based on PSA determine which patients should undergo repeated ultrasound-guided transrectal prostatic biopsy? Study on 546 patients who underwent repeated biopsy]. Arch Esp Urol 2002;55:225-34.

71. Djavan B, Zlotta AR, Remzi M, Ghawidel K, Bursa B, Hruby S et al. Total and transition zone prostate volume and age: how do they affect the utility of PSA-based diagnostic parameters for early prostate cancer detection? Urology 1999;54:846-52.

72. Martinez-Pineiro L, Garcia Mediero JM, Gonzalez GP, Tabernero A, Lozano D, Lopez-Tello JJ et al. Probability of prostate cancer as a function of the percentage of free prostate-specific antigen in patients with a non-suspicious rectal examination and total prostate-specific antigen of 4-10 ng/ml. World J Urol 2004;22:124-31.

73. Ozdal OL, Aprikian AG, Begin LR, Behlouli H, Tanguay S. Comparative evaluation of various prostate specific antigen ratios for the early detection of prostate cancer. BJU Int 2004;93:970-4.

74. Catalona WJ, Richie JP, deKernion JB, Ahmann FR, Ratliff TL, Dalkin BL et al. Comparison of prostate specific antigen concentration versus prostate specific antigen density in the early detection of prostate cancer: receiver operating characteristic curves. J Urol 1994;152:2031-6.

75. Stephan C, Stroebel G, Heinau M, Lenz A, Roemer A, Lein M et al. The ratio of prostate-specific antigen (PSA) to prostate volume (PSA density) as a parameter to improve the detection of prostate carcinoma in PSA values in the range of < 4 ng/mL. Cancer 2005;104:993-1003.

76. Polascik TJ, Oesterling JE, Partin AW. Prostate specific antigen: a decade of discovery-what we have learned and where we are going. J Urol 1999;162:293-306.

77. Horninger W, Reissigl A, Klocker H, Rogatsch H, Fink K, Strasser H, Bartsch G. Improvement of specificity in PSA-based screening by using PSA-transition zone density and percent free PSA in addition to total PSA levels. Prostate 1998;37:133-7.

78. Finne P, Finne R, Auvinen A, Juusela H, Aro J, Maattanen L et al. Predicting the outcome of prostate biopsy in screen-positive men by a multilayer perceptron network. Urology 2000;56:418-22.

79. Babaian RJ, Fritsche H, Ayala A, Bhadkamkar V, Johnston DA, Naccarato W, Zhang Z. Performance of a neural network in detecting prostate cancer in the prostate-specific antigen reflex range of 2.5 to 4.0 ng/mL. Urology 2000;56:1000-6.

80. Djavan B, Remzi M, Zlotta A, Seitz C, Snow P, Marberger M. Novel artificial neural network for early detection of prostate cancer. J Clin Oncol 2002;20:921-9.

81. Stephan C, Cammann H, Semjonow A, Diamandis EP, Wymenga LFA, Lein M et al. Multicenter evaluation of an artificial neural network to increase prostate cancer detection rate and reduce unnecessary biopsies. Clin Chem 2002;48:1279-87.

82. Kalra P, Togami J, Bansal BSG, Partin AW, Brawer MK, Babaian RJ et al. A neurocomputational model for prostate carcinoma detection. Cancer 2003;98:1849-54.

83. Mikolajczyk SD, Millar LS, Wang TJ, Rittenhouse HG, Wolfert RL, Marks LS et al. "BPSA," a specific molecular form of free prostate-specific antigen, is found

predominantly in the transition zone of patients with nodular benign prostatic hyperplasia. Urology 2000;55:41-5.

84. Mikolajczyk SD, Millar LS, Wang TJ, Rittenhouse HG, Marks LS, Song W et al. A precursor form of prostate-specific antigen is more highly elevated in prostate cancer compared with benign transition zone prostate tissue. Cancer Res 2000;60:756-9.

85. Nurmikko P, Pettersson K, Piironen T, Hugosson J, Lilja H. Discrimination of prostate cancer from benign disease by plasma measurement of intact, free prostate-specific antigen lacking an internal cleavage site at Lys145-Lys146. Clin Chem 2001;47:1415-23.

86. Allard WJ, Zhou Z, Yeung KK. Novel immunoassay for the measurement of complexed prostate-specific antigen in serum. Clin Chem 1998;44:1216-23.

87. Christensson A, Lilja H. Complex formation between protein C inhibitor and prostate-specific antigen in vitro and in human semen. Eur J Biochem 1994;220:45-53.

88. Christensson A, Laurell CB, Lilja H. Enzymatic activity of prostate-specific antigen and its reactions with extracellular serine proteinase inhibitors. Eur J Biochem 1990;194:755-63.

89. Zhang WM, Finne P, Leinonen J, Vesalainen S, Nordling S, Rannikko S, Stenman UH. Characterization and immunological determination of the complex between prostate-specific antigen and alpha2-macroglobulin. Clin Chem 1998;44:2471-9.

90. Zhang WM, Finne P, Leinonen J, Salo J, Stenman UH. Determination of prostate-specific antigen complexed to alpha(2)-macroglobulin in serum increases the specificity of free to total PSA for prostate cancer. Urology 2000;56:267-72.

91. Zhang WM, Finne P, Leinonen J, Vesalainen S, Nordling S, Stenman UH. Measurement of the complex between prostate-specific antigen and alpha1-protease inhibitor in serum. Clin Chem 1999;45:814-21.

92. Linton HJ, Marks LS, Millar LS, Knott CL, Rittenhouse HG, Mikolajczyk SD. Benign prostate-specific antigen (BPSA) in serum is increased in benign prostate disease. Clin Chem 2003;49:253-9.

93. Steuber T, Nurmikko P, Haese A, Pettersson K, Graefen M, Hammerer P et al. Discrimination of benign from malignant prostatic disease by selective measurements of single chain, intact free prostate specific antigen. J Urol 2002;168:1917-22.

94. Finne P, Zhang WM, Auvinen A, Leinonen J, Maattanen L, Rannikko S et al. Use of the complex between prostate specific antigen and alpha 1-protease inhibitor for screening prostate cancer. J Urol 2000;164:1956-60.

95. Catalona WJ, Bartsch G, Rittenhouse HG, Evans CL, Linton HJ, Amirkhan A et al. Serum pro prostate specific antigen improves cancer detection compared to free and complexed prostate specific antigen in men with prostate specific antigen 2 to 4 ng/ml. J Urol 2003;170:2181-5.

96. Catalona WJ, Bartsch G, Rittenhouse HG, Evans CL, Linton HJ, Horninger W et al. Serum pro-prostate specific antigen preferentially detects aggressive prostate cancers in men with 2 to 4 ng/ml prostate specific antigen. J Urol 2004;171:2239-44.

97. Mikolajczyk SD, Catalona WJ, Evans CL, Linton HJ, Millar LS, Marker KM et al. Proenzyme forms of prostate-specific antigen in serum improve the detection of prostate cancer. Clin Chem 2004;50:1017-25.

98. Peter J, Unverzagt C, Krogh TN, Vorm O, Hoesel W. Identification of precursor forms of free prostate-specific antigen in serum of prostate cancer patients by immunosorption and mass spectrometry. Cancer Res 2001;61:957-62.

99. Lein M, Semjonow A, Graefen M, Kwiatkowski M, Abramjuk C, Stephan C et al. A multicenter clinical trial on the use of (-5, -7) pro prostate specific antigen. J Urol 2005;174:2150-3.

100. Bangma CH, Wildhagen MF, Yurdakul G, Schroder FH, Blijenberg BG. The value of (-7, -5)pro-prostate-specific antigen and human kallikrein-2 as serum markers for grading prostate cancer. BJU Int 2004;93:720-4.

101. Stephan C, Meyer HA, Kwiatkowski M, Recker F, Cammann H, Loening SA et al. A (-5, -7) ProPSA Based Artificial Neural Network to Detect Prostate Cancer. Eur Urol 2006;50:1014-20.

102. Lundwall A, Band V, Blaber M, Clements JA, Courty Y, Diamandis EP et al. A comprehensive nomenclature for serine proteases with homology to tissue kallikreins. Biol Chem 2006;387:637-41.

103. Paliouras M, Diamandis EP. The kallikrein world: an update on the human tissue kallikreins. Biol Chem 2006;387:643-52.

104. Recker F, Kwiatkowski MK, Piironen T, Pettersson K, Huber A, Lümmen G, Tscholl R. Human glandular kallikrein as a tool to improve discrimination of poorly differentiated and non-organ-confined prostate cancer compared with prostate-specific antigen. Urology 2000;55:481-5.

105. Haese A, Graefen M, Steuber T, Becker C, Pettersson K, Piironen T et al. Human glandular kallikrein 2 levels in serum for discrimination of pathologically organ-confined from locally-advanced prostate cancer in total PSA-levels below 10 ng/ml. Prostate 2001;49:101-9.

106. Haese A, Graefen M, Becker C, Noldus J, Katz J, Cagiannos I et al. The role of human glandular kallikrein 2 for prediction of pathologically organ confined prostate cancer. Prostate 2003;54:181-6.

107. Stephan C, Jung K, Nakamura T, Yousef GM, Kristiansen G, Diamandis EP. Serum human glandular kallikrein 2 (hK2) for distinguishing stage and grade of prostate cancer. Int J Urol 2006;13:238-43.

108. Stephan C, Jung K, Soosaipillai A, Yousef GM, Cammann H, Meyer H et al. Clinical utility of human glandular kallikrein 2 within a neural network for prostate cancer detection. BJU Int 2005;96:521-7.

109. Nakamura T, Scorilas A, Stephan C, Jung K, Soosaipillai AR, Diamandis EP. The usefulness of serum human kallikrein 11 for discriminating between prostate cancer and benign prostatic hyperplasia. Cancer Res 2003;63:6543-6.

110. Stephan C, Meyer HA, Cammann H, Nakamura T, Diamandis EP, Jung K. Improved prostate cancer detection with a human kallikrein 11 and percentage free PSA-based artificial neural network. Biol Chem 2006;387:801-5.

111. Brown DA, Stephan C, Ward RL, Law M, Hunter M, Bauskin AR et al. Measurement of serum levels of macrophage inhibitory cytokine 1 combined with prostate-specific antigen improves prostate cancer diagnosis. Clin Cancer Res 2006;12:89-96.

112. Meyer-Siegler KL, Bellino MA, Tannenbaum M. Macrophage migration inhibitory factor evaluation compared with prostate specific antigen as a biomarker in patients with prostate carcinoma. Cancer 2002;94:1449-56.

113. Michael A, Stephan C, Kristiansen G, Burckhardt M, Loening SA, Schnorr D, Jung K. Diagnostic validity of macrophage migration inhibitory factor in serum of patients with prostate cancer: a re-evaluation. Prostate 2005;62:34-9.

114. Stephan C, Xu C, Brown DA, Breit SN, Michael A, Nakamura T et al. Three new serum markers for prostate cancer detection within a percent free PSA-based artificial neural network. Prostate 2006;66:651-9.

115. Thompson IM, Ankerst DP, Chi C, Goodman PJ, Tangen CM, Lucia MS et al. Assessing prostate cancer risk: results from the Prostate Cancer Prevention Trial. J Natl Cancer Inst 2006;98:529-34.

116. Berger AP, Deibl M, Steiner H, Bektic J, Pelzer A, Spranger R et al. Longitudinal PSA changes in men with and without prostate cancer: assessment of prostate cancer risk. Prostate 2005;64:240-5.

117. Benecchi L. PSA velocity and PSA slope. Prostate Cancer Prostatic Dis 2006;9:169-72.

118. Semjonow A, Brandt B, Oberpenning F, Roth S, Hertle L. Discordance of assay methods creates pitfalls for the interpretation of prostate-specific antigen values. Prostate Suppl 1996;7:3-16.

119. Yu X, Han M, Loeb S, Gashti SN, Yeh JT, Roehl KA, Catalona WJ. Comparison of methods for calculating prostate specific antigen velocity. J Urol 2006;176:2427-31.

120. Carter HB, Pearson JD, Waclawiw Z, Metter EJ, Chan DW, Guess HA, Walsh PC. Prostate-specific antigen variability in men without prostate cancer: effect of sampling interval on prostate-specific antigen velocity. Urology 1995;45:591-6.

121. Connolly D, Black A, Nambirajan T, Murray LJ, Gavin A, Keane PF. Can PSA Patterns be used to identify men with prostate cancer? Eur Urol Suppl 2007;5:237.

122. Nixon RG, Wener MH, Smith KM, Parson RE, Strobel SA, Brawer MK. Biological variation of prostate specific antigen levels in serum: an evaluation of day-to-day physiological fluctuations in a well-defined cohort of 24 patients. J Urol 1997;157:2183-90.

123. Roehrborn CG, Pickens GJ, Carmody T, III. Variability of repeated serum prostate-specific antigen (PSA) measurements within less than 90 days in a well-defined patient population. Urology 1996;47:59-66.

124. Soletormos G, Semjonow A, Sibley PE, Lamerz R, Petersen PH, Albrecht W et al. Biological variation of total prostate-specific antigen: a survey of published estimates and consequences for clinical practice. Clin Chem 2005;51:1342-51.

125. Manseck A, Pilarsky C, Froschermaier S, Menschikowski M, Wirth MP. Diagnostic significance of prostate-specific antigen velocity at intermediate PSA serum levels in relation to the standard deviation of different test systems. Urol Int 1998;60:25-7.

126. Stephan C, Klaas M, Muller C, Schnorr D, Loening SA, Jung K. Interchangeability of measurements of total and free prostate-specific antigen in serum with 5 frequently used assay combinations: an update. Clin Chem 2006;52:59-64.

127. Lujan Galan M, Paez Borda A, Romero Cajigal I, Gomez de Vicente JM, Martin Oses E, Berenguer Sanchez A. [Role of PSA velocity in the detection of prostate cancer. A study of 986 males]. Actas Urol Esp 2001;25:193-9.

128. Schroder FH, Roobol MJ, van der Kwast TH, Kranse R, Bangma CH. Does PSA velocity predict prostate cancer in pre-screened populations? Eur Urol 2006;49:460-5.

129. Lynn NN, Collins GN, O'Reilly PH. The short-term prostate-specific antigen velocity before biopsy can be used to predict prostatic histology. BJU Int 2000;85:847-50.

130. Berger AP, Deibl M, Strasak A, Bektic J, Pelzer AE, Klocker H et al. Large-scale study of clinical impact of PSA velocity: long-term PSA kinetics as method of differentiating men with from those without prostate cancer. Urology 2007;69:134-8.

131. Moul JW, Sun L, Hotaling JM, Fitzsimons NJ, Polascik TJ, Robertson CN et al. Age adjusted Prostate Specific Antigen and Prostate Specific Antigen Velocity Cut Points in Prostate Cancer Screening. J Urol 2007;177:499-503.

132. Carter HB. Editorial comment: "Age adjusted Prostate Specific Antigen Cut Points". J Urol 2007;177:503-4.

133. Carter HB, Pearson JD, Metter EJ, Brant LJ, Chan DW, Andres R et al. Longitudinal evaluation of prostate-specific antigen levels in men with and without prostate disease. JAMA 1992;267:2215-20.

134. Concato J, Wells CK. Prostate-specific antigen `velocity´ as a diagnostic test for prostate cancer. J Investig Med 2007;54:361-4.

135. Maattanen L, Hakama M, Tammela TL, Ruutu M, Ala-Opas M, Juusela H et al. Specifity of serum prostate-specific antigen determination in the Finnish prostate cancer screening trial. Br J Cancer 2007;96:56-60.

136. Potter SR, Carter HB. The role of prostate-specific antigen velocity in prostate cancer early detection. Curr Urol Rep 2000;1:15-9.

137. Ito K, Kubota Y, Yamanaka H. [The clinical value of prostate-specific antigen velocity as a method for prostate cancer detection]. Nippon Rinsho 1998;56:2021-5.

138. Ito K, Yamamoto T, Ohi M, Kubota Y, Fukabori Y, Kurokawa K et al. Usefulness of prostate-specific antigen velocity in screening for prostate cancer. Int J Urol 2002;9:316-21.

139. Fang J, Metter EJ, Landis P, Carter HB. PSA velocity for assessing prostate cancer risk in men with PSA levels between 2.0 and 4.0 ng/ml. Urology 2002;59:889-93.

140. Ciatto S, Bonardi R, Lombardi C, Zappa M, Gervasi G, Cappelli G. Analysis of PSA velocity in 1666 healthy subjects undergoing total PSA determination at two consecutive screening rounds. Int J Biol Markers 2002;17:79-83.

141. Singh R, Cahill D, Popert R, O'Brien TS. Repeating the measurement of prostate-specific antigen in symptomatic men can avoid unnecessary prostatic biopsy. BJU Int 2003;92:932-5.

142. Stephan C, Lein M, Schnorr D, Loening SA, Jung K. Repeating the measurement of prostate-specific antigen in symptomatic men can avoid unnecessary prostatic biopsy. BJU Int 2004;93:1360-1.

143. Loeb S, Roehl KA, Catalona WJ, Nadler RB. Prostate specific antigen velocity threshold for predicting prostate cancer in young men. J Urol 2007;177:899-902.

144. Yu X, Loeb S, Roehl KA, Han M, Catalona WJ. The association between total prostate specific antigen concentration and prostate specific antigen velocity. J Urol 2007;177:1298-302.

145. Raaijmakers R, Wildhagen MF, Ito K, Paez A, de Vries SH, Roobol MJ, Schroder FH. Prostate-specific antigen change in the European Randomized Study of Screening for Prostate Cancer, section Rotterdam. Urology 2004;63:316-20.

146. Riffenburgh RH, Amling CL. Use of early PSA velocity to predict eventual abnormal PSA values in men at risk for prostate cancer. Prostate Cancer Prostatic Dis 2003;6:39-44.

147. Schmid HP, McNeal JE, Stamey TA. Observations on the doubling time of prostate cancer. The use of serial prostate-specific antigen in patients with untreated disease as a measure of increasing cancer volume. Cancer 1993;71:2031-40.

148. D'Amico AV, Chen MH, Roehl KA, Catalona WJ. Preoperative PSA velocity and the risk of death from prostate cancer after radical prostatectomy. N Engl J Med 2004;351:125-35.

149. Sengupta S, Myers RP, Slezak JM, Bergstralh EJ, Zincke H, Blute ML. Preoperative prostate specific antigen doubling time and velocity are strong and independent predictors of outcomes following radical prostatectomy. J Urol 2005;174:2191-6.

150. Roobol MJ, Kranse R, De Koning HJ, Schroder FH. Prostate-specific antigen velocity at low prostate-specific antigen levels as screening tool for prostate cancer: results of second screening round of ERSPC (ROTTERDAM). Urology 2004;63:309-13.

151. D'Amico AV, Renshaw AA, Sussman B, Chen MH. Pretreatment PSA velocity and risk of death from prostate cancer following external beam radiation therapy. JAMA 2005;294:440-7.

152. Rozhansky F, Chen MH, Cox MC, Dahut W, Figg WD, D'Amico AV. Prostate-specific antigen velocity and survival for patients with hormone-refractory metastatic prostate carcinoma. Cancer 2006;106:63-7.

153. Svatek RS, Shulman M, Choudhary PK, Benaim E. Critical Analysis of Prostate-Specific Antigen Doubling Time Calculation Methodology. Cancer 2006;106:1047-53.

154. Stephan C, Büker N, Cammann H, Xu C, Meyer HA, Loening SA, Jung K. PSA-Velocity and Artificial Neural Network (ANN)-Velocity to differentiate Prostate Cancer from Benign Prostate Disease. Eur Urol Suppl 2007;6:224.

155. Martinez CA, Dall'Oglio M, Nesrallah L, Leite KM, Ortiz V, Srougi M. Predictive value of PSA velocity over early clinical and pathological parameters in patients with localized prostate cancer who undergo radical retropubic prostatectomy. Int Braz J Urol 2004;30:12-7.

156. Patel DA, Presti JC, Jr., McNeal JE, Gill H, Brooks JD, King CR. Preoperative PSA velocity is an independent prognostic factor for relapse after radical prostatectomy. J Clin Oncol 2005;23:6157-62.

157. Patel R, Lepor H, Thiel RP, Taneja SS. Prostate-specific antigen velocity accurately predicts response to salvage radiotherapy in men with biochemical relapse after radical prostatectomy. Urology 2005;65:942-6.

158. Freedland SJ, Dorey F, Aronson WJ. Preoperative PSA velocity and doubling time do not predict adverse pathologic features or biochemical recurrence after radical prostatectomy. Urology 2001;57:476-80.

159. Thiel R, Pearson JD, Epstein JI, Walsh PC, Carter HB. Role of prostate-specific antigen velocity in prediction of final pathologic stage in men with localized prostate cancer. Urology 1997;49:716-20.

Danksagung

An erster Stelle danke ich meinem Doktorvater Herrn PD Dr. med. Carsten Stephan für die Überlassung des Themas. Insbesondere möchte ich mich bedanken für die sehr engagierte Betreuung der Arbeit. Er stand mir während der gesamten Periode der Fertigstellung dieser Dissertation als Ratgeber zur Seite.

Als nächstes bedanke ich mich bei Herrn Prof. Dr. med. Klaus Jung, Leiter der Forschungsabteilung der Klinik für Urologie der Medizinischen Fakultät Charité - Universitätsmedizin Berlin für seine Unterstützung.

Für die Beratung in mathematisch-statistischen Fragen möchte ich Herrn Dr. ing. Henning Cammann meinen Dank aussprechen.

Meinem Mann Marc Büker und meiner Familie danke ich für die Unterstützung während der gesamten Promotionszeit.

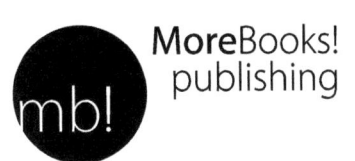

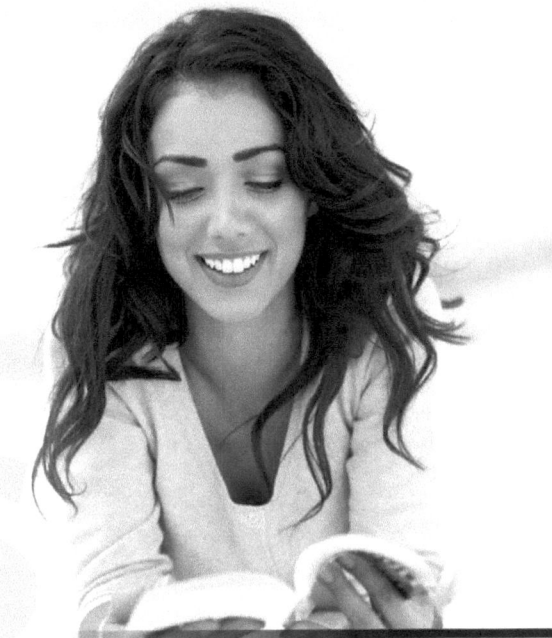

i want morebooks!

Buy your books fast and straightforward online - at one of world's fastest growing online book stores! Environmentally sound due to Print-on-Demand technologies.

Buy your books online at
www.get-morebooks.com

Kaufen Sie Ihre Bücher schnell und unkompliziert online – auf einer der am schnellsten wachsenden Buchhandelsplattformen weltweit! Dank Print-On-Demand umwelt- und ressourcenschonend produziert.

Bücher schneller online kaufen
www.morebooks.de

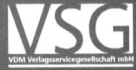 VDM Verlagsservicegesellschaft mbH
Heinrich-Böcking-Str. 6-8
D - 66121 Saarbrücken

Telefon: +49 681 3720 174
Telefax: +49 681 3720 1749

info@vdm-vsg.de
www.vdm-vsg.de

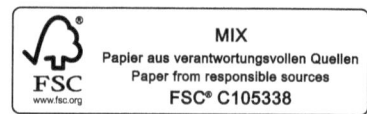

Printed by Books on Demand GmbH, Norderstedt / Germany